Um das Gewicht der Barthaare, die ich verloren, hat mein Verstand zugenommen.
Giacomo Casanova (1725-1798)

Man sollte schon deshalb kein langes Gesicht machen, weil man dann mehr zu rasieren hat.
Fernandel (1903-1971)

Alles Behaartsein ist tierisch. Die Rasur ist das Abzeichen höherer Zivilisation.
Arthur Schopenhauer (1788-1860)

Ulli Tückmantel

Rasier Dich richtig!

Alles, was Dein Vater Dir über den Umgang mit Pinsel & Klinge nicht beigebracht hat, weil er es selbst nicht wusste.

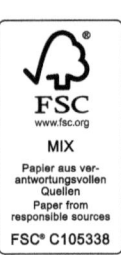

Bibliografische Information der Deutschen Nationalbibliothek: Die Deutsche Nationalbibliothek verzeichnet diese Publikation in der Deutschen Nationalbibliografie; detaillierte bibliografische Daten sind im Internet über http://dnb.dnb.de abrufbar.

© 2019 Tückmantel, Ulli

1. Aufl. April 2019

Text, Rasur-Grafiken, Bildbearbeitung: Ulli Tückmantel
Fotos Rasur-Ausstattung und Umschlag: Silke Tückmantel

Herstellung und Verlag: BoD – Books on Demand, Norderstedt

ISBN: 978-3-7494-5318-4

Inhaltsverzeichnis

8

Vorwort

Dies ist ein Buch für Jungs. Es ist von einem Mann für Männer geschrieben. Das macht es für Frauen nicht unlesbar, aber sie kommen darin eigentlich nicht vor. Denn um sie geht es hier nicht. Hier geht es um das, was Väter und Großväter ihren Söhnen und Enkeln über den Umgang mit Pinsel & Klinge bei der täglichen Bartrasur nicht beigebracht haben – weil sie es selbst nicht wussten.

Fast alles, was wir im täglichen Leben können müssen, haben wir als Kinder gelernt. Wie man sich die Zähne putzt und die Hände wäscht. Wie man alleine auf die Toilette geht und wie man sich die Schuhe zubindet. Wie man Fahrrad fährt und wie man schwimmt. Wir lernen es im Kindergarten oder zuhause. In der Schule kommen dann die grundlegenden Kulturtechniken Lesen, Schreiben und Rechnen hinzu. Eltern, Großeltern, Kindergärtnerinnen und Lehrer bringen uns diese Dinge bei, und wir als Eltern bringen sie wiederum unseren Kindern bei.

Dagegen werden die wenigsten von uns einen Tag erlebt haben, an dem unsere Väter oder Großväter uns mit ins Bad genommen und erklärt hätten: „Junger Mann, heute zeige ich Dir, wie man sich richtig rasiert." Denn obwohl die Selbstrasur seit mehr als 100 Jahren der Standard der Entfernung des männlichen Gesichtshaars ist, bleibt ihr Erlernen bis heute jedem selbst überlassen. Von Anfang an war Selbstrasur-Technik eine Sache der reinen Autodidaktik.

Nur leider ging mit jeder Generation dabei Wissen verloren, so dass die klassische Nassrasur mit dem klassischen „Rasierhobel" und der klassischen Doppelklinge heute fast so etwas wie eine Geheimwissenschaft ist. Dass eine gründliche Rasur mit dem Doppelklingen-Rasierer mindestens drei Durchgänge erfordert – unbekannt. Dass sie natürlich unter 15 Minuten nicht zu haben ist – unbekannt. Dass vermeintlich selbsterklärende Systemrasierer die Ursache der Probleme sind, die sie angeblich mit jeder neuen Systemrasierer-Generation immer besser lösen - unbekannt.

Diese Anleitung habe ich geschrieben, weil ich davon überzeugt bin, dass die tägliche klassische Nassrasur mit dem klassischen Doppelklingen-Rasierer

- o der beste Start in den Tag ist, den Sie sich als Mann gönnen können.
- o die sanfteste und zugleich gründlichste Rasur ist, die Sie mit vertretbarem Zeitaufwand selbst vornehmen können.
- o die kostengünstigste Rasur ist (wenn Sie daraus im Gegensatz zu ambitionierten Amateuren wie mir und vielen echten Aficionados kein Hobel-Hobby machen).
- o im Gegensatz zur Bartentfernung mit einem Systemrasierer Berge von völlig unnötigem Plastikmüll vermeidet.
- o einfach sehr viel stilvoller ist als das morgendliche Herumhampeln mit Rasenmäher-ähnlichen Gerätschaften.
- o Ihnen etwas Besseres gibt als ein babypopoglattes Gesicht der vielgepriesenen „Baby Butt Smooth"-Rasur.

Selbst bei manchem mit großem Selbstbewusstsein auf YouTube hochgeladenem Rasur-„Tutorial" möchte man fast wie bei einem Achtjährigen, der das mit den Schürsenkeln immer noch nicht kann, mitleidig fragen: „Hat Dir das denn keiner richtig beigebracht?" Die Antwort lautet schlicht: nein, hat keiner.

Wahrscheinlich ist es aber schlimmer. Denn mit dem Siegeszug der Systemrasierer ist die Autodidaktik der Anwender durch sich selbst erklärende Geräte ersetzt worden, nicht unähnlich der Entwicklung in der Computerindustrie. Weil die Anwender immer weniger wissen, müssen die Geräte möglichst „foolproved" sein, also noch in den Händen des ahnungslosesten aller Anwender ohne Vorkenntnisse funktionieren.

Mit dieser Anleitung können Sie die klassische Nassrasur mit dem klassischen Rasierhobel und der klassischen Doppelklinge von Grund auf erlernen. Die Anleitung bloß zu lesen, wird allerdings nicht reichen. Denn wie immer im Leben, sei es beim Schuhebinden oder Fahrradfahren, gilt auch bei der klassischen Nassrasur: Kennen heißt nicht können. Können heißt nicht anwenden. Anwenden heißt nicht beherrschen. Beherrschen heißt nicht „best practise".

Diese Anleitung hilft Ihnen dabei,
- o die völlig unterschiedlichen Funktionsweisen zwischen einem Systemrasierer und einem klassischen Rasierhobel zu verstehen.
- o einen klassischen Rasierhobel richtig statt wie einen Systemrasierer anzuwenden.
- o den für Sie richtigen Rasierhobel und das nötige Zubehör auszuwählen und den Einstieg für weniger als 100 Euro zu schaffen.

o sich nicht zu schneiden, nie mehr unter Rasurbrand zu leiden und die tägliche Rasur als Ritual zu genießen, statt eine lästige Pflicht zu absolvieren.

o sich von falschen Rasur-Idealen zu verabschieden und sich endlich richtig zu rasieren.

Diese Anleitung hilft Ihnen nicht dabei, eine brauchbare Idee von lebbarer statt toxischer „Männlichkeit" für das 21. Jahrhundert zu finden. Sie ist auch keine Rasur-Bibel der einzig wahren Technik. Diese Anleitung kann eine Chance sein. Nutzen müssen Sie diese Chance aber selbst. Diese Anleitung bloß zu lesen, wird nicht reichen. Leben ist lernen. Und möglicherweise werden Sie am Ende des Lernprozesses zu dem Ergebnis kommen, dass die klassische Nassrasur für Sie einfach nicht taugt.

Wäre das schlimm? Ich finde nicht. Denn auch dann hätten Sie ja etwas gelernt. Und was gibt es Besseres, als abends schlauer ins Bett zu gehen, als man morgens aufgestanden ist – außer natürlich, dabei auch noch perfekt rasiert zu sein?

Kapitel 1: Das morgendliche Trauerspiel

150 Tage Ihres Lebens

41,1 Prozent der Männer (ab 14 Jahre) in Deutschland haben sich 2018 nass rasiert. Das sind knapp zwei Prozent weniger als 2014, aber immer noch deutlich mehr als die konstant 30,9 Prozent, die sich ausschließlich trocken (sprich: elektrisch) rasieren. 23,6 Prozent rasieren sich sowohl nass als auch trocken, 3,6 Prozent gar nicht und 0,9 Prozent reden nicht darüber. Die meisten Männer, die sich nass rasieren, verwenden Dosenschaum oder Gel (40,3 und 15,7 Prozent), nur eine Minderheit rückt dem Bart mit Rasiercreme oder -Seife (3,4 bzw. 3,9 Prozent) zu Leibe.

Für die Nassrasur greifen 31,3 Prozent zu einem Systemrasierer von Gillette, 18,7 Prozent zu einem von Wilkinson, 15,7 Prozent zu „sonstigen Marken" - aber 34,5 Prozent verwenden keine Systemrasierer. Wer optimistisch ist, wird daraus vielleicht schließen wollen: Mehr als ein Drittel der deutschen Männer hat den klassischen Rasierhobel oder das Rasiermesser wiederentdeckt! Äh... nein. Wahrscheinlicher ist: Jede Menge Männer verwenden Einwegrasierer. Der Anteil der Weder-Gillette-noch-Wilkinson-Kunden ist seit 2013 minimal gestiegen, vor allem aber die „sonstigen Marken" der Systemrasur legen zu.

All diese Daten stammen aus einer „Verbrauchs- und Medienanalyse" (kurz VuMA), die ARD, ZDF und ein Autovermarkter seit Mitte der 90er Jahre regelmäßig und mit größter Genauigkeit erheben, um sehr gezielt TV- und Radio-Werbezeiten verkaufen zu können. So preist man Pils am besten während der „Sportschau", einen Wellness-Urlaub während der „Rosenheim-Cops" und eine Unfallversicherung bei „Shopping Queen" an - und Systemrasierer besser nicht auf arte (wo es ohnehin keine Werbung gibt).

Aus den VuMA-Daten zur männlichen Bartrasur lassen sich zwei Dinge schließen: Trotz des derzeitigen Trends zu „Barber-Shops" legt die Nassrasur insgesamt nicht wirklich zu. Unter den Männern, die sich nass rasieren, steigt auch nicht wirklich der Anteil der „klassischen" Rasurfreunde, dafür aber der Anteil jener Kundschaft, die ihre Nass-Systemrasierer lieber im Eigenmarken-Regal bei Drogeriemarkt-Ketten und Discountern kauft - was angesichts der Klingenpreise von Gillette und Wilkinson nicht wirklich überrascht.

Was erstaunlicherweise nie jemand fragt, ist: Mögen Sie die Rasur mit dem Systemrasierer eigentlich? Ist das ein Ritual, dass Sie genießen? Oder tragen Sie bisweilen einen Dreitagebart auch deshalb, weil Ihre Haut diese Sorte Rasur irgendwie nicht verträgt und Sie zum Beispiel immer wieder unter Rasurbrand leiden? Es fragt knapp 20 Millionen Männer, die regelmäßig oder abwechselnd nass rasieren, auch niemand nach ihren Rasur-Biografien.

Die können Sie in jedem Rasur-Forum im Internet nachlesen: Irgendwann einen Systemrasierer in die Hand gedrückt bekommen, nie so richtig mit dem Ding warm geworden, zwischendurch mal einen Trockenrasierer ausprobiert (oder auch zwei), das Ding eine gewisse Zeit benutzt (weil es so teuer war), dann aufgegeben, zum Nassrasierer zurückgekehrt. Bei einigen kommt dann noch dazu: Aus Frust über die „Systemies" und Elektromäher mal einen klassischen Rasierhobel ausprobiert, aber das hat dann gar nicht geklappt. Sich anschließend in das Schicksal gefügt, jährlich etwa 15 Zentimeter Haarwuchs irgendwie aus dem Gesicht zu bekommen und dabei eine Fläche von rund 20 Quadratmetern mehr zu rupfen als zu rasieren.

Als die Stiftung Warentest 2004 „Rasierschäume & Co." prüfte, lautete der Einstiegssatz des Testberichts: „Rund 150 Tage seines Lebens verbringt ein Mann mit der Klinge am Kinn." Die Durchschnittsdauer einer Rasur gab die Stiftung mit zehn Minuten an. Das klingt nicht nach viel, aber es ist eigentlich zu viel Lebenszeit, um sie mit einer lästigen, ungeliebten Tätigkeit zu verbringen.

Mein Vorschlag wäre: Machen Sie aus den zehn Minuten, die Ihnen lästig sind, 15 Minuten, die Sie wirklich genießen. Mit einem Rasierer, der den Namen verdient - statt mit einem Rasenmäher fürs Gesicht.

Das Elend der Systemrasur

Seit Wilkinson, der ewige Zweite im Markt der Nassrasur, 1970 sein Modell „T70" vorstellte, bei dem erstmals statt der klassischen Rasierklinge eine kleine Plastikkartusche mit integrierter Klinge verwendet wurde, haben die „Systemrasierer" in immer dolleren Varianten die klassischen „Rasierhobel" in der westlichen Welt fast vollständig verdrängt. Und in jeder neuen Runde, ist das Gebrauchswertversprechen immer das gleiche: Jetzt noch schneller, jetzt noch gründlicher.

Was Wilkinson und der Marktführer Gillette nie dazu sagen, ist, was es jedesmal für Millionen von Männern auch bedeutet: jetzt noch teurer. Die Geschäftsidee hat mit dem Thema Rasur überhaupt nichts zu tun, sondern ist die gleiche wie bei Kaffeekapseln und Druckerpatronen. Man verkauft einen Apparat und verdient - wenn's gut läuft, auf Jahre geschützt durch Patente - am daraus resultierenden Dauerbedarf der Verbrauchsmitteln, die der Kunde möglichst nicht bei Wettbewerbern erwerben können soll. Die in der Regel absurd hohen Preise der Systemklingen, Kapseln und Patronen werden dann mit den angeblich so wahnsinnig hohen Entwicklungskosten gerechtfertigt.

Bei den klassischen Nassrasierern mit beidseitig benutzbarer „Doppelklinge", die letztlich alle auf den Gillette-Typ von 1903 zurückgehen, ist das typische Design: Die Klinge wird zwischen Kopfplatte und Kammplatte eingespannt. In der Regel geht eine Schraube von der Kopfplatte mittig durch Klinge und Kamm, die Einschraubung im Griff sorgt für die Fixierung. Die Klingen-Schneide ragt an zwei Seiten zwischen Kopf- und Kammplatte hervor, beide Seiten (einem Janus-Kopf ähnlich) sind benutzbar.

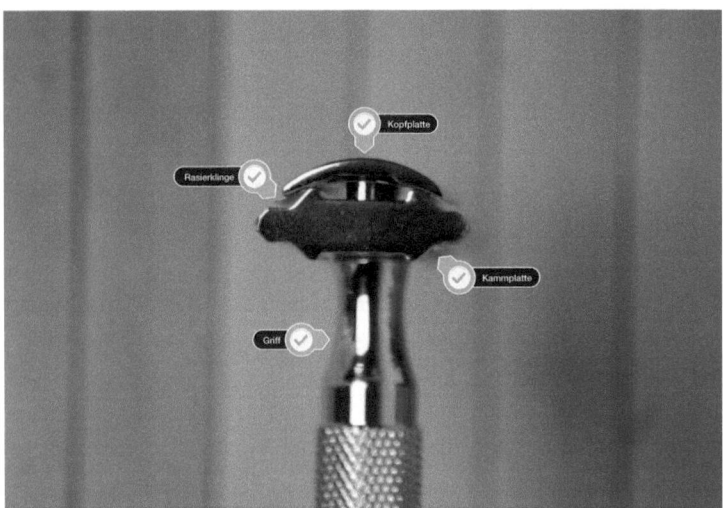

Zweiteiliger Kopf eines klassischen Rasierhobels (hier das kanadische Modell Rockwell 6c): Die Klinge wird zwischen Kopf- und Kammplatte eingespannt. Die Klinge wird mit einer Schraube im Griff fixiert, die in der Kopfplatte sitzt und durch Klinge und

Kammplatte hindurchgeht. Die Klinge ragt rechts und links unter der Kopfplatte hervor, beide Seiten sind nutzbar.

Die Idee des Wilkinson-Modells „T70" war nun, diese doppelseitige Konstruktion zu halbieren und die halbe Kopfplatte, die halbierte Klinge und die halbierte Kammplatte in eine in Kunststoff gegossene Mini-Kassette zu verwandeln, die auf den Griff aufgeklickt wird. Dieses System veränderte das Grundprinzip der klassischen Nassrasur noch nicht. Es bedurfte unverändert mehrerer Rasur-Durchgänge, um ein sauberes Ergebnis zu erzielen.

Unmittelbar nach dem „T70", der damit weitgehend chancenlos war, führte Gillette 1971 aber mit dem Modell „G II Tandem" den ersten Systemrasierer mit zwei Klingen für einen Rasurdurchgang ein - und damit war die Idee, mehrere Rasurdurchgänge zu nur einem zu machen, in der Welt. In der Werbung beschrieb Gillette das Prinzip so:

> *„Schneide 1 zieht das Barthaar - wie jede gute Klinge - etwas heraus. Etwas mehr, als sie dann abschneidet. Das ist normalgründlich. Danach will sich der Haarrest wieder zurückziehen. Doch Schneide 2 des Gillette G II Tandem ist schneller und schneidet noch mehr ab."*

Alle weiteren Hinzufügungen (ab 1998 drei Klingen, dazu irgendwelche Streifen, später Neigungsflexibilität der Köpfe) dienten immer der Untermauerung der bekannten Behauptung: Jetzt noch schneller, jetzt noch gründlicher. Bevor Wilkinson 2016 sein Modell „Hydro 5" auf den Markt brachte, zitierte eine Lokalzeitung am deutschen Unternehmenssitz Solingen den regionalen Marketing-Direktor für Nordosteuropa mit den Worten: „Hinter dem Hydro-System stecken sieben Jahre Entwicklungsarbeit sowie Entwicklungskosten von über 90 Millionen Euro."

Das ist natürlich eine beeindruckende Summe. Zumindest so lange man nicht weiß, dass in der Automobilindustrie bloß die Entwicklung einer neuen Hinterachse gern sang- und klanglos 500 Millionen Euro verschlingt - ohne die Chance, sich damit hinterher auch nur annähernd die Margen der Systemrasierer-Branche in die Tasche stecken zu können. Dabei geht es um Milliarden.

Wilkinson gehört inzwischen zum US-Konzern Edgewell. Für 2018 meldete Edgewell einen Nettoumsatz von 2,23 Milliarden US-Dollar, von denen 60 Prozent aus der Nassrasur stammten. Marktführer Gillette (2005 für rund 57 Milliarden US-Dollar durch Procter & Gamble gekauft) ist um ein Vielfaches größer und dominiert nach eigenen Angaben 65 Prozent des Weltmarkts für Nassrasierer. „Kein anderes Segment bei P&G ist so profitabel. Der US- Konzern macht zehn Prozent seines Umsatzes von insgesamt 65 Milliarden Dollar mit der Rasiersparte, aber 16 Prozent des Gewinns", schrieb das „Handelsblatt" im Dezember 2018.

Was Gillette und Wilkinson ihrer Kundschaft nun seit fast einem halben Jahrhundert immer und immer wieder als einen „Fortschritt" nach dem anderen verkaufen, funktioniert in etwa so, wie der Historiker Yuval Noah Harari (Oxford) in seinem Weltbestseller „Eine kurze Geschichte der Menschheit" den Übergang vom Jäger und Sammler zum Ackerbauern und Viehzüchter als „größten Betrug der Geschichte" beschreibt: „Der Traum vom besseren Leben fesselte die Menschen ans Elend."

Denn der angebliche „Fortschritt" der Systemrasur nimmt sich im Vergleich zur klassischen Nassrasur häufig aus wie ein Rückfall in Zeiten, als die von Barbieren durchgeführte

Rasur noch eine körperliche Qual und ein gesundheitliches Risiko war. Das technische Prinzip der meisten Systemrasierer beruht darauf, durch das Design des Klingenkopfes eine Vielzahl sehr individueller händischer Rasur-Schritte in einen einzigen extrem zeitverkürzten mechanischen Rasurablauf zu bringen, der ohne Rücksicht auf die an vielen Gesichtsstellen unterschiedlichen Gegebenheiten immer mit gleicher maximaler Intensität abläuft. Das Prinzip der Systemrasur ist das des Fließbands in Bezug auf das Mehrfachschneiden und den Ersatz der erlernten Handfertigkeit durch plumpe gleichmacherische Mechanik.

Der falsche Start in den Tag

Eines Tages stand Herr Fusi in der Tür seines Ladens und wartete auf Kundschaft. Der Lehrjunge hatte frei, und Herr Fusi war allein. Er sah zu, wie der Regen auf die Straße platschte, es war ein grauer Tag, und auch in Herrn Fusis Seele war trübes Wetter. „Mein Lebens geht so dahin", dachte er, mit Scherengeklapper und Geschwätz und Seifenschaum. Was habe ich eigentlich von meinem Dasein? Und wenn ich einmal tot bin, wird es sein, als hätte es mich nie gegeben." Es war nun durchaus nicht so, dass Herr Fusi etwas gegen ein Schwätzchen hatte. Er liebte es sogar sehr, den Kunden weitläufig seine Ansichten auseinanderzusetzen und von ihnen zu hören, was sie darüber dachten. Auch gegen Scherengeklapper und Seifenschaum hatte er nichts. Seine Arbeit bereitete ihm ausgesprochenes Vergnügen, und er wusste, dass er sie gut machte. Besondern beim Rasieren unter dem Kinn und gegen den Strich war ihm so leicht kei-

ner über. Aber es gibt eben manchmal Augenbli-
cke, in denen das alles kein Gewicht hat. Das geht
jedem so.
(Aus: Michael Ende, „Momo", 1973)

In Michael Endes Romanmärchen von den Zeitdieben und dem Kind, das den Menschen die gestohlene Zeit zurückbrachte, erwischt der Agent XYQ/ 384/b den Friseur Fusi genau in diesem schwachen Moment, um ihm einzureden, dass alles, was er wirklich braucht, Zeit ist. Gillette und Wilkinson, die Marktführer der Systemrasierer, erwischten die deutschen Männer in den Jahren des TV-Monopols von ARD und ZDF in den Werbeblöcken vor der „Tagesschau" und den „heute"-Nachrichten.

Den groben Gipfel der Abhetzerei erreichte Gillette 1998 mit der Einführung des Systems „Mach3". Im Werbespot wurde der Rasierer mit einem Kampf-Jet verglichen. Aus dem O-Ton des deutschen Spots: „Drei Klingen, stufenweise ausgerichtet, um sich ihrem Bart schrittweise zu nähern. Sie machen einen Zug, er macht drei. Sie müssen dieselbe Stelle weniger nachrasieren, das bedeutet weniger Hautirritationen. Drei Klingen, weniger Züge, weniger Hautirritationen." Mit dem Abstand von 20 Jahren würde wahrscheinlich kein Werbestratege mehr empfehlen, die Verursachung von Hautirritationen durch Systemrasur in der eigenen Reklame einzuräumen.

2010 ließ Gillette in Deutschland von TNS EMNID (Bielefeld) eine repräsentative Telefonbefragung (1002 Befragte) zur Rasur durchführen. Ein Ergebnis der Erhebung: „Die Rasur im Gesicht ist in 5,7 Minuten vollbracht." Parallel dazu gab Gillette wieder einmal zu, dass auch die damals neuste System-Generation „das Ziehen und Reißen bei der Rasur" lediglich „reduziert". Und auch zur neusten Variante (sie hat nur noch zwei Klingen, noch mehr Plastik, ist aber natürlich nicht billiger) schrieb das Handelsblatt im Dezember 2018: „Ein blaues Stück löchriges Plastik zwischen den beiden Klingen soll eine besonders hautfreundliche Prozedur ermöglichen. ‚Viele Männer würden sich gern häufiger und ohne großen Aufwand nass rasieren, vermeiden das aber aus Sorge vor Hautirritationen. Hier haben unsere Forscher und Entwickler zusammen mit Hautspezialisten eine neue Technologie entwickelt, die im Alltag spürbar und sehr konkret weiterhilft', sagt eine Sprecherin auf Anfrage."

Um es kurz zu machen: Mit jeder neuen Rasierer-Generation preisen sich die Hersteller als die Löser von Problemen an, die überhaupt erst durch die Mehrklingen-Systemrasierer herbeigeführt werden. Gleichzeitig haben sie in den vergangenen Jahrzehnten maßgeblich die Mehrheits-Vorstellungen von der Nassrasur geprägt:

- o Die Rasur ist demnach EIN Vorgang: einmal einschäumen, einmal rasieren, fertig.
- o Sie wird mit wenigen, langen Zügen ausgeführt.
- o Sie dauert nicht länger als sechs Minuten.
- o Hautirritationen, Rasurbrand und eingewachsene Haare sind unvermeidlich.

Einen guten Start in den Tag stelle ich mir anders vor, und zwar ganz anders. Der Cornflakes-Hersteller Kellogg hat 2013 eine „Frühstücksstudie" veröffentlicht, laut der knapp 80 Prozent der Deutschen, Österreicher und Schweizer regelmäßig frühstücken. Die in Deutschland größte Gruppe ist mit 38 Prozent die der „traditionellen Frühstücker": Das Frühstück als Start in den Tag sollte bestmöglich sättigen und mit Nährstoffen versorgen, Behaglichkeit beim Frühstück spielt eine große Rolle, das Frühstücksverhalten ist durch die Kindheit geprägt. Wichtig: Tradition und Werte stehen im Mittelpunkt. Die zweitgrößte Gruppe ist mit 31 Prozent die der „sensiblen/sanften Frühstücker": Harmonie am Morgen ist besonders wichtig, der Fokus liegt auf dem bevorstehenden Tag mit all seinen Aufgaben, Frühstück als Energiekick: Energie tanken für den ganzen Tag, Leichtigkeit steht im Mittelpunkt, das Frühstück muss nicht aufwändig sein / es soll bis zur nächsten Mahlzeit sättigen und nicht zu schwer sein.

Wenn diese Dinge den meisten Menschen morgens wichtig sind, dann glaube ich einfach nicht, dass dazu eine abgehetzte, hautbelastende Systemrasur passt. Wem Tradition und Werte sowie Harmonie am Morgen wichtig sind, der sollte sich von dem falschen Ehrgeiz verabschieden, eine Rasur in 5,7 Minuten zu erledigen, und stattdessen der Möglichkeit eine Chance geben, daraus ein kleines Ritual zu machen.

„Keine Zeit" ist bloß eine Ausrede. Immer. „Keine Zeit" bedeutet lediglich, dass Ihnen etwas nicht wichtig ist (sonst würden Sie sich die Zeit dafür nehmen). Ein ernstes Problem dagegen stellt „Zeit" lediglich dar, wenn Sie sich das Bad morgens mit mehreren Familienangehörigen teilen, die ebenfalls zur Arbeit oder zur Schule müssen. Da dürfte Ihre Ankündigung „Ich brauche jetzt übrigens morgens zehn Minuten länger!" nicht unbedingt Begeisterungsstürme auslösen. Aber auch dafür gibt es eine Lösung: Verlegen Sie Ihre Rasur auf den Abend. Wenn Sie nicht in einem Umfeld tätig sind, in dem es wirklich auf ein Glycerin-glattes Gesicht ankommt, ist der optische Unterschied marginal. Die einfachere Alternative wäre: Stehen Sie morgens zehn Minuten früher auf.

Kapitel 2: Vier Argumente für die klassische Rasur

Machen Sie aus der Rasur ein Ritual

Wo immer Freunde der klassischen Nassrasur für sie werben, tun sie dies aktuell vor allem mit zwei Argumenten: Die Systemrasur sei wegen der Klingenpreise viel zu teuer. Und sie produziere Berge von vermeidbarem Kunststoffmüll. Beides ist richtig, aber ich finde solche Negativ-Argumentationen immer ein bisschen schwach. Sie überzeugen mich vielleicht, das eine Gewohnheit schlecht ist. Aber von ihr lassen werde ich wohl eher, wenn mir eine bessere Alternative zur schlechten Gewohnheit etwas verspricht, das ich als irgendeine Art von Gewinn und Motivation erlebe. Und das erreicht man nicht, indem analog zur EU-Tabakpolitik Schockbildchen von Rasurbrand malträtierten Gesichtern auf die Systemrasier klebt oder die Konzerne und Handelsketten zu einem Pfandsystem für ihre Berge von Plastikmüll-Klingen zwingt (trotzdem fände ich beides gerechtfertigt).

Das Argument, das mich letztlich zum Umstieg auf die tägliche klassische Nassrasur mit dem Rasierhobel, Pinsel und aufgeschlagenem Schaum bewogen hat, ist: Die klassische Nassrasur verschafft mir ein gutes Gefühl. Und sauber rasiert bin ich außerdem.

1909 schrieb der Franzose Arnold van Gennep einen Klassiker der Ethnologie: „Les rites de passage" - Die Rituale des Übergangs. Van Gennep beschreibt darin, wie unterschiedliche Völker und Kulturen durch die Herausbildung von Ritualen die Grenzüberschreitungen des sozialen Lebens bewältigen: Dazu gehören Orts- oder Berufswechsel, Status-

Veränderungen, der Übergang vom Kind oder Jugendlichen zum Erwachsenen, das Altern, die Geburt und der Tod:

> *„Das Leben eines Menschen besteht somit in einer Folge von Etappen, deren End- und Ausgangsphasen einander ähnlich sind: Geburt, soziale Pubertät, Elternschaft, Aufstieg in eine höhere Klasse, Tätigkeitsspezialisierung. Zu jedem dieser Ereignisse gehören Zeremonien, deren Ziel identisch ist: Das Individuum aus einer genau definierten Situation in eine andere, ebenso genau definierte hinüberzuführen."*

Van Genneps Modell ist bis heute auch zum Verständnis des Alltags moderner Gesellschaften hilfreich, weil wir solche „Übergänge" täglich mehrfach vollziehen. Ohne dass es uns jeweils voll bewusst wäre, wechseln wir sehr souverän jeden Tag zwischen verschiedenen sozialen Rollen hin und her. Im privaten Rahmen laufen wir morgens möglicherweise in schockfarbenem Turnzeug durch den Wald. Zum Übergang in den Berufsalltag, der (noch) meist mit einem geografischen Ortswechsel verbunden ist, kleiden wir uns nach berufsspezifischen Standards. Was uns nicht darin hindert, abends in öffentlicher Gemeinschaft an wieder anderem Ort mit einem Fan-T-Shirt auf ein Rockkonzert zu gehen. Zwischen all diesen sozialen Rollen, die in verschiedenen geografischen Räumen stattfinden, finden psychische und physische Übergänge statt. Diese Rollen- und Ortswechsel gestalten und bewältigen wir teils mit persönlichen, teils mit allgemeinen Ritualen.

Rituale helfen. Was geregelt ist, muss nicht immer wieder neu überlegt oder ausgehandelt werden. Rituale sind jedoch mehr als bloße Gewohnheiten. Nach gängigen Definitionen stehen Rituale eigentlich immer in Verbindung mit Veränderungen. Bei den Übergangsriten geht es um das Überschreiten von Grenzen. Rituale können gewöhnliche Handlungen mit Sinn und Transzendenz aufladen. So wird aus schlicht geringerer Nahrungsaufnahme in den 40 Tagen vor Ostern bewusstes Fasten. Rituale sind immer mit formalisierten Handlungen verbunden. Die Handlungsabläufe sind stereotyp, repetitiv und sie zielen auf öffentliche Wahrnehmung. Genneps „Rites de passage" zeichnen sich durch eine dreigeteilte Struktur mit der Abfolge Trennung, Umwandlung und Eingliederung aus.

Für mich ist die morgendliche Rasur ein solches Ritual: 15 Minuten, die ich nach dem Duschen als Start in den Tag gestalte, und mit denen ich mich fit mache für das „draußen" außerhalb meiner Intim- und Privatsphäre. Dazu gehe ich ins Bad, rasiere mich in drei Durchgängen, und nach diesen 15 Minuten bin ich bereit für die Welt hinter der Badezimmertür.

Kommt Ihnen das albern vor? Mir auch, manchmal jedenfalls. Aber es funktioniert. Wie viele Dinge, die mit Motivation zu tun haben. Es macht einen Unterschied, ob Sie in den Tag stolpern oder ihn mit System und guter Laune angehen. Ein Ritual wie die klassische Nassrasur hilft dabei. Und meistens freue ich mich abends schon auf morgen früh.

Begonnen habe ich damit in einer Berufsphase, in der ich in bestimmten Monaten häufig unterwegs war und die morgendliche Rasur im Hotel die einzige Konstante im Tagesablauf war. Und noch im kleinsten Gepäck habe ich immer einen Rasierhobel, einen Pinsel und eine Seifenschale untergebracht. Nach der Rasur kann kommen, was will. Und das Schöne an diesem Ritual ist: Es funktioniert auf einer psychologischen Ebene, aber es hat auch eine physische Manifestation. Selbst wenn der Tag komplett grottig läuft, fahre ich mir mit der Hand durchs Gesicht und stelle meist zufrieden fest: Immerhin bin ich fast perfekt rasiert. Und morgen früh mache ich es wieder.

Geben Sie Ihrer Haut eine Chance

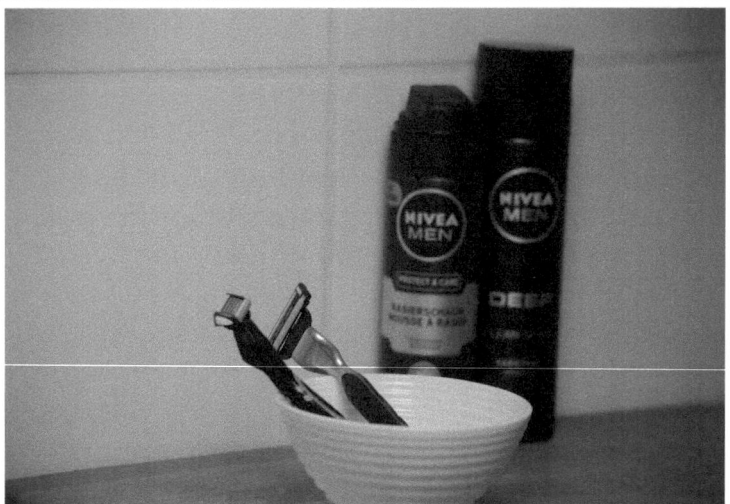

Weitverbreitete Systemrasierer, die meist mit handelsüblichem Dosenschaum und –Gel (von Nivea Men) benutzt werden: Links das Modell „Quattro" von Wilkinson, rechts der „Mach3" von Gillette.

Was erlebe ich dagegen, wenn einen Systemrasierer der Bauart „Mach3" (Gillette) oder „Quattro" (Wilkinson) benutze? Ich habe es vor dem Schreiben dieses Kapitels noch einmal fast zwei Wochen lang mit beiden Modellen (sehr ungern) ausprobiert. Bei beiden Systemen spannen die Plastik-Köpfe (bei beiden unterstützt durch eine Art Gummi-Streifen unten an der Systemklinge) ständig durch ein „Ziehen" meine Haut. Mit dem klassischen Nassrasierer (ich bin Rechtshänder) muss ich dieses Spannen der Haut an einigen Stellen im Gesicht mit der linken Hand selbst vornehmen, aber an den meisten Stellen des Gesichts ist es überhaupt nicht nötig. Die Systemrasierer erzeugen die Spannung permanent. Aus der bereits gespannten Haut „rupft" dann die oberste Klinge im Systemkopf meine Barthaare noch einmal hoch, die folgenden Klingen, deren Exposition in der Staffelung zunimmt, rupfen die hochgehobenen Barthaare weiter und schneiden dann so tief ab, dass die Rasur gefühlt „unter der Haut" stattfindet. In beide Systeme ist irgendein Gleit- oder Pflege- oder Sonstwasstreifen integriert.

Dieser mechanisch sehr rabiate Angriff auf die Haut kann nach meinem Dafürhalten eigentlich gar nicht gutgehen. Nicht bei jedem Mann, nicht jeden Tag. Durch das auf totale Glätte abzielende „tiefe" Abschneiden der Barthaare müssen diese sich anschließend erst wieder durch die obersten Hautschichten vorarbeiten - was dauernden Rasurbrand zumindest begünstigt und völlig unnötigerweise zu dazu führen kann, dass die Barthaare einwachsen und die Haarfollikel sich entzünden. Im Ergebnis ist dann für die Betroffenen eine tägliche Rasur praktisch unmöglich.

Die Behauptung, dies seien Beschwerden, die bei „empfindlicher Haut" nun einmal auftreten können, ist einigermaßen verwegen. Das hat mit empfindlicher Haut soviel zu tun wie das Wetter mit einem Regentanz. Es mag sein, dass es Männer gibt, die statt einer normalen Haut mit normalem Bartwuchs im Gesicht eine Leberwurst-Pelle haben, aus der Schweineborsten sprießen. Ich gehöre nicht dazu.

Das Erlebnis der klassischen Nassrasur ist ein ganz anderes: Sie zerlegt die Mechanisierung, mehrere Rasur-Durchgänge in einem System-Kopf zu verbauen, zurück in einzelne Vorgänge. Das bedeutet: Das Gesicht wird dreimal eingeschäumt, und dreimal mit einer einzelnen Klinge rasiert.

Der erste Rasur-Durchgang geht über das komplette Gesicht und den Hals. Dabei werden die gut aus der Haut stehenden Haare abgeschnitten. Ohne Ziehen, ohne Rupfen, ohne Anheben. Das Gesicht ist lediglich mit warmen Wasser gut vorbereitet, der Schaum weicht die Barthaare ein und erleichtert den Schnitt. Da Barthaare täglich maximal 0,4 Millimeter wachsen, braucht man dafür kein Waffenarsenal. Der zweite Durchgang (das Gesicht ist abgewaschen und neu eingeschäumt) kann dann ohne Schmerzen, Schnitte und Verletzungen nach eigener Vorliebe quer oder bereits „gegen den Strich" (also gegen die Bartwuchsrichtung) erfolgen. An vielen Stellen ist das nach einem guten ersten Durchgang kaum nötig. Der dritte Durchgang erfasst endgültig nicht mehr das ganze Gesicht, sondern findet nur noch an problematischen und gleichzeitig empfindlichen Stellen mit vorsichtigem Klingeneinsatz statt. Viel schonender geht es eigentlich nicht.

Der Einsatz eines Mehrklingen-Systemrasierers dagegen bedeutet für jede Haut im Vergleich mit der klassischen Nassrasur eine Vervielfachung der Hautbelastung - und zwar entsprechend der Anzahl der im Systemkopf verbauten Schneiden. Wenn der im ersten Kapitel bereits erwähnte Wilkinson-Regionalmarketingdirektor für Nordosteuropa in der Zeitung zum „Hydro 5" mit dem Satz zitiert wird, „unsere mehrfach beschichteten Klingen" seien „inzwischen dünn wie ein Skalpell", bedeutet das für mein Gesicht bei dem fraglichen Modell: Es wird in einem einzigen Rasurgang fünfmal mit einem Skalpell rasiert. Und in der täglichen Praxis bedeutet es: Wenn Sie die empfindliche Schnurrbartregion unter der Nase bis zur Oberlippe mit einem aktuellen 5-Klingen-Systemrasierer mit vier bis fünf kurzen Zügen nachrasieren (weil dort mit einem Zug gar nichts sauber wird), entspricht die Hautbelastung bis zu 25

Rasurgängen (!) mit einem klassischen Nassrasierer und seiner einen Klinge.

Und dazu habe ich eigentlich nur eine einzige Frage: Warum sollte ich das wollen - wenn es eine entschleunigende und viel effektivere Alternative gibt, die die Rasur zum Genuss macht, meine Haut schont, preiswerter ist und zudem deutlich weniger Müll macht?

Die Kosten

Zur Ehrlichkeit gehört: Wenn Sie sich der Nassrasur so widmen, wie ich es tue, sparen Sie für sehr lange Zeit erst einmal überhaupt nichts. Und zwar deshalb nicht, weil Sie plötzlich finden, dass es ganz hübsch ist, mehr als einen Rasierhobel zu haben, mehr als einen Pinsel, viele Cremes, mehrere Sorten Klingen - alles Dinge, für die ich mich nicht wirklich interessiert habe, als ich Rasieren eher lästig als lustvoll fand, und daher bloß alle paar Tage ein Systemrasierer mit Dosenschaum zur Anwendung kam.

Was definitiv günstiger ist, sind die klassischen Doppelklingen. Aktuell (Stand April 2019) können Sie Original-Klingen für den weiterverbreiteten „Gillette Mach3" im Handel teils für unter 1,65 Euro pro Stück bekommen. Zum Vergleich: Gillettes neuste „Skinguard Sensitive"-Systemklingen liegen bei etwa 3,50 Euro pro Stück. Bei Wilkinson kommt die Klinge für den mit der „Bild"-Zeitung als „Volksrasierer" vermarkteten „Hydro 5" pro Stück auf etwa 2,16 Euro. Für das weiterverbreitete Modell „Quattro" von Wilkinson liegt der Preis bei etwa auf dem Niveau der „Mach3"-Klingen von Gillette.

Mit den Rasierern „Mach3" und „Quattro" habe ich mich für dieses Buch wie gesagt einem Selbstversuch unterzogen. Ich habe jeweils eine Gesichtshälfte mit einem der beiden Rasierer... sagen wir: enthaart. In beiden Fällen war nach 12 Tagen definitiv Schluss (und mir danach die Verletzungsgefahr schlicht zu hoch; ich nehme für meine Leser viel auf mich, aber es gibt Grenzen). Geben wir zugunsten der Hersteller noch zwei Tage oben drauf, dann kostet die Rasur mit diesen beiden Systemklingen pro Woche etwas mehr als 80 Cent.

Die „Wilkinson Sword Classic", die wohl die am weitesten verbreitete klassische Rasierklinge in Deutschland sein dürfte, liegt dagegen bei einem Preis von lediglich 25,5 Cent pro Stück - und auch damit können Sie sich eine Woche lang rasieren. Natürlich gibt es auch bei den klassischen Doppelklingen erhebliche Preisunterschiede, doch in der Regel gilt: Systemklingen belasten die Haushaltskasse mindestens mit dem drei- bis vierfachen Preis, der für Doppelklingen zu zahlen ist. Bleiben wir wegen der hohen Verfügbarkeit und Verbreitung bei der „Wilkinson Sword Classic" und der Systemklinge „Gillette Mach3", so zahlen Sie pro Jahr für die klassische Klinge bei täglicher Rasur 13,26 Euro, für die Mach3-Systemklinge aber bereits 42,90 Euro. Bei häufigerem Klingenwechsel oder bei den teureren Systemrasierern kommen Sie mühelos auf rund 90 Euro im Jahr.

Das Millionengeschäft mit den Systemklingen

Die gewaltigen Preisspannen für Systemklingen, die die Umsätze der Konzerne erahnen lassen, erklären auch, warum Gillette und Wilkinson sich in Deutschland selbst für wenige Monate sehr teure Rechtsstreitigkeiten um Patente leisten. Im Juli 2017 untersagte das Landgericht Düsseldorf der Wilkinson Sword GmbH im Eilverfahren, in Deutschland weiterhin Rasierklingeneinheiten zu vertreiben, die auf den Nassrasierer „Gillette Mach 3" passen. Gegen das Urteil des Landgerichts legten beide Unternehmen Berufung ein. Im Januar 2018 entschied der für patentrechtliche Streitigkeiten zuständige 15. Zivilsenat des Oberlandesgerichts Düsseldorf, dass Wilkinson Sword GmbH nicht berechtigt sei, „auswechselbare Rasierklingeneinheiten in einer bestimmten Ausgestaltung zu vertreiben, die im Ergebnis auf den Nassrasierer ‚Gillette Mach 3' passen." Das gelte auch vor dem Hintergrund, dass noch keine Entscheidung des Bundespatentgerichts dazu vorliege.

Knapp fünf Wochen später teilte die Wilkinson Konzern-Mutter Edgewell Personal Care triumphierend mit: „Das Patent EP 1 695 800 B1 zu dem Mach3- Rasursystem aus den 90er Jahren ist abgelaufen. Edgewell Personal Care hat kompatible Klingen entwickelt, die auf den Mach3-Handgriff passen und bietet diese als Eigenmarke zahlreicher Handelspartner an. Die Klingen, die auch in Deutschland erhältlich sind, überzeugen mit hoher Qualität bei günstigem Preis." Abgelaufen war das Gillette-Patent am 18. Februar 2018. Seit dem Frühjahr 2017 hatte Edgewell kompatible Klingen als „Eigenmarkenprodukte verschiedener Händler" auf den Markt gebracht, zuletzt waren sie laut Edgewell aufgrund des Patentstreits nur noch in Drogeriemärkten erhältlich. Im Ergebnis war Edgewell in die Berufung gegangen, um im Erfolgsfall fünf Wochen früher wieder seine Gillette-kompatiblen Klingen verkaufen zu können. In der Konzern-Zentrale scheint niemanden gestört zu haben, was das eigentlich von Wilkinson-Markenführung bedeutet, wenn man öffentlich dafür streitet, ein Konkurrenz-Produkt des Markführers nachahmen zu dürfen. Das spielt offenbar alles keine Rolle, wenn es nur um genügend Geld geht.

Zum finanziellen Hintergrund schrieb die „Wirtschaftswoche" 2017: „Bis zu 30 Prozent günstiger wurden die Nachahmerklingen in Supermärkten und Drogerieketten verkauft. Bei wöchentlichem Wechsel der Klinge entstehen Verbrauchern für die Rasur Kosten in Höhe von rund 85 Euro im Jahr. Wer Gillettes Originalklingen kauft, muss mit Stückpreisen ab etwa 1,60 Euro rechnen. Das Gericht bezifferte den Streitwert auf 1.000.000 Euro. Wilkinson, eine Tochter des Konzerns Edgewell, sitzt in Solingen und erwirtschaftete 2014 einen Umsatz von knapp 300 Millionen Euro."

Kostenfaktor Schaum, Gel und Creme

Auch der Rasierschaum aus der Dose, erst recht das Rasier-Gel, sind oft teurer als die Schaumherstellung mit Pinsel und Rasiercreme oder Rasierseife. In ihrem letzten großen Rasierschaumtest schrieb die „Stiftung Warentest" 2004: „Trotz des durchgängig guten Gesamtergebnisses werden Preis- und Umweltbewusste wenig Entscheidungsprobleme beim Kauf haben. Sie werden an Rasierseifen oder -cremes kaum vorbeikommen. Sie gelten als besonders ergiebig und enthalten kein für die Umwelt problematisches Treibgas wie die Sprühdosen (Butan, Propan, Isobutan). Wer zum vergleichsweise teuren Gel tendiert, muss mit einem kleinen Makel leben: Entnimmt man Gel aus der Dose, läuft immer noch einiges aus der Tülle nach. Beim Rasierschaum tritt dieses Problem nicht auf." Daran hat sich in den vergangenen anderthalb Jahrzehnten nichts geändert.

Was erstaunlicherweise niemand angibt, auch nicht die Stiftung Warentest, ist, wie viele Einschäumungen eigentlich jeweils mit den gängigen Varianten Schaum, Gel und Creme möglich sind. Dabei ist das relativ einfach herauszufinden. Gemessen und gewogen habe ich den beliebten „blauen" Rasierschaum von Nivea Men, das neue Gel „Deep" von Nivea Men (das grau aus der Dose kommt) und die Creme Palmolive Men Classic aus der Tube. Hier das Ergebnis mit den Preisen von dm.de und nivea.de (Gel) im April 2019:

Produkt	Preis	Inhalt	Menge pro Anwendung	Anwendungen	Preis pro Anwendung
NIVEA MEN Rasierschaum Protect & Care	1,65 Euro	200 ml	ca. 8 Gramm	24 bis 30	5,5 bis 6,8 Cent
NIVEA MEN DEEP Rasiergel	2,79 Euro	200 ml	ca. 10 Gramm	19 bis 22	12,7 bis 14,7 Cent
Palmolive Rasiercreme Classic	0,85 Euro	100 ml	ca. 2 Gramm	ca. 50	1,7 Cent

Zur Fairness gehören hier zwei Hinweise. Erstens: Die Mengen-Angaben pro Anwendung beziehen sich auf das, was ich individuell benötigt habe, um mein Gesicht als ausreichend eingeschäumt für eine Rasur zu empfinden. Ich könnte mir gut vorstellen, dass die (auf keiner Packung angegebenen) Mengen-Empfehlungen der Produktentwickler pro Anwendung eher niedriger liegen (während die Verkäufer eher auf großzügig anwendende Nutzer wie mich setzen dürften).

Zweiter Hinweis, und der ist der wichtigere: Der immense Kostenvorteil der Creme sinkt natürlich je nach Produktwahl. Die hier verwendete Palmolive-Creme gehört zu den günstigsten Produkten im Markt. Bei der mittelpreisigen „roten" Proraso-Creme (5,95 Euro für 150 ml) liegen die Kosten pro Anwendung bereits bei 7,9 Cent, bei der höherpreisigen Mühle Rasiercreme Aloe Vera (9,95 Euro für 75 ml) bei 26,5 Cent pro Rasur. Die Behauptung, Creme aus der Tube sei immer günstiger als Schaum oder Gel aus der Dose, ist daher schlicht falsch.

Preis und Wert

Kosten sind bei der Nassrasur für meinen Geschmack immer ein relatives Argument, dessen Gewicht natürlich zunimmt, je geringer das verfügbare Einkommen ist. Und richtig ist: Wenn Sie vor allem auf die Preise achten, wird eine klassische Nassrasur immer günstiger sein als eine mit dem Systemrasierer. Aber das Verhältnis des Wertes einer Sache zu ihrem Preis umfasst in der Regel ja mehr als die Kosten-/Nutzen-Relation aus der Excel-Tabelle. Mich persönlich würden die wirklich unverschämten Preise (wie auch bei Kaffeekapseln) wahrscheinlich nicht einmal abschrecken, wenn ich dafür etwas bekäme, das ich wirklich als entsprechend wertig empfände. Aber das ist bei einer Systemrasur mit Dosenschaum einfach nicht der Fall. Beides macht einfach nur Müll.

Der Müll

„Die großen Hersteller Wilkinson Sword und Gillette geben auf Nachfrage zum Barttrend keine Umsatz- und Verkaufszahlen zu Rasierern preis", berichtete die Deutsche Presse-Agentur im März 2019 in einer Trend- Geschichte zu Bärten und Rasur. Damit lässt sich auch nur schwer abschätzen, wieviel grundsätzlich völlig überflüssiger Plastik-Müll durch die System- und nicht zuletzt Einwegrasierer produziert wird. Zumindest der Marktführer ist mit seinen Zahlen jedoch in der Vergangenheit etwas freigiebiger umgegangen, wie in einer Veröffentlichung des Deutschen Museums zur Geschichte der Rasurtechnik nachzulesen ist:

> *„Bedenkt man, dass das Gillette-Werk in Berlin*
> *pro Jahr eine Menge von Klingen produziert, die*

hintereinander gelegt eine Strecke von 54.000 Kilometern ergäbe oder, anders gesagt, eine Menge von 1,5 Milliarden Stück, dann bekommt man wenigstens eine ungefähre Vorstellung davon, um welche Summen es hier geht und auch, wie der daraus sich ergebende Müllberg so ungefähr wäre."

Das wären etwas mehr als 4 Millionen Klingen pro Tag, wenn das Werk nicht einen Tag im Jahr stillstünde. Zur Markteinführung des „SkindGuard Sensitive" berichtete der „Tagesspiegel" im Februar 2019 über das Berliner Gillette-Werk: „Die Maschinen laufen hier noch schneller als in den USA. In drei Schichten produzieren die Berliner mehr als eine Million Klingen pro Tag." Da die Produktion der noch immer weitverbreiteten „Mach3"-Klingen mittlerweile ins polnische Lodz verlagert wurde, erscheint die Tagesspiegelzahl und eine mutmaßliche Jahresproduktion von um 400 Millionen Klingen realistischer. Gillette selbst sprach im September 2018 im Zusammenhang mit einem neuen Tarifvertrag für das Berliner Werk von einer „widrigen Marktentwicklung" in Europa: „Männer rasieren sich deutlich weniger, der Wettbewerb hat sich intensiviert und mehr Verbraucher kaufen preisgünstigere Rasierer und Einmalrasierer."

Gillette recycelt in den USA – aber nicht in der EU

Wie dem auch sei: Mein Vorstellungsvermögen ist von 400 Millionen Plastik-Klingen ehrlich gesagt ebenso überfordert wie von 1,5 Milliarden. Und dabei geht es nur um die Produktion einer einzelnen Fabrik einer einzigen Marke - und auch nur um die Klingen. Nicht um die Blister-Umverpackungen, nicht um die Plastik-Kartuschen, in denen die einzelnen Systemklingen stecken. Die Vorstellung, dass davon irgendetwas geordnet gesammelt und recycelt wird, ist naiv - zumindest in Deutschland. Streng genommen gehören die Systemrasierklingen auch nicht in den gelben Sack oder die gelbe Tonne.

In den USA hat sich Gillette im März 2019 mit dem Recycling- Unternehmen TerraCycle zusammengetan und bietet Privatleuten an, den Rasier-Müll zurückzuschicken. Das Programm umfasst Klingen und Rasierer aller Konzern-Marken (Systeme und Einweggeräte sowie austauschbare Klingen-Kartuscheneinheiten), die starren Kunststoffverpackungen zum Beispiel der Rasierer und die flexiblen Plastiktütenverpackungen der Einweg-Rasierer. Das Porto müssen die Kunden selbst tragen. Gillette wirbt auch bei Händlern darum, als öffentliche Sammelstation für das System aufzutreten. Das Programm kann man natürlich als PR-Kosmetik abtun, aber es ist zumindest ein Angebot. In Deutschland sollte die Politik die Branche und insbesondere den Marktführer ermuntern, sich wenigstens nicht unverantwortlicher als in den USA zu verhalten.

Dem Volumen nach wird die Müllmenge durch leere 200-Milliliter- Schaumdosen noch weit größer sein als durch Systemklingen. 2014 ließ der TV-Sender n-tv durch ein Institut erheben, was der beliebteste Rasierschaum ist. In die Online-Befragung flossen 1.447 Bewertungen von Kunden ein, die in den vergangenen sechs Monaten Rasierschaum, -gel, -creme oder -seife verwendet hatten: „Als am populärsten stellte sich der fertige Rasierschaum heraus, den rund 47 Prozent der Befragten bevorzugten. Rasiergel (29 Prozent) und Rasiercreme (18 Prozent) fanden deutlich geringeren Zuspruch. Als Nischenprodukt ist die Rasierseife anzusehen – nur knapp sechs Prozent der Befragungsteilnehmer entschieden sich für diese Produktart."

Wie im voranstehenden Abschnitt dargestellt, reicht eine 200-Milliliter-Dose Schaum (je nach Sparsamkeit des Verwenders) für 24 bis 30 Einseifungen. Beim Gel, das weniger ergiebig ist, sind es nur 19 bis 22. Die Creme dagegen reicht bei gleicher Menge für 100 Einschäumungen. Bei regelmäßiger Anwendung sind das leicht 12 bis 16 Dosen oder (wegen der geringeren Füllmenge) 6 Tuben pro Jahr. Bei angenommenen 15 Millionen plus X Männern, die sich in Deutschland regelmäßig nass rasieren, kommen dabei regelrechte Berge von Müll zusammen.

EU-„Single use plastics"-Bann nimmt Rasierer aus

Keiner von uns wird den Planeten retten, indem er individuell auf Systemrasierer verzichtet. Wirksam reduzieren lassen sich solche Müllmassen nur mit klaren politischen Vorgaben und ihrer konsequenten Umsetzung. Völlig unverständlich ist in diesem Zusammenhang, dass die EU-Richtlinie zur Vermeidung von sogenannten „Single use plastics items (SUP, zu deutsch: Einweg-Plastik), die bis 2021 in nationales Recht umgesetzt werden soll, Systemrasur-Klingen nicht erwähnt. Die Papiere, die zu Beratung und Beschluss des EU-Parlaments digital einsehbar sind, listen zwar Produktgruppen wie Becher, Plastikflaschen-Verschlüsse, Gabeln und Teller einzeln auf. Sie umfassen aber nicht einmal die Berge der Einwegrasierer außerhalb des nachvollziehbaren Klinikgebrauchs.

Da ich in Nordrhein-Westfalen lebe, habe ich bei der Recherche zu diesem Buch einige EU-Abgeordnete von CDU, Grünen, SPD und Grünen aus meinem Bundesland mit der Frage angeschrieben, wie diese unverständlich großzügige Ausnahme zugunsten einiger wenige Konzerne zu erklären ist, und ob es im Vorfeld Lobby-Kontakte zu dieser Frage gab. Es wird Sie nicht überraschen, dass keine der angeschriebenen Damen und Herren Abgeordneten es für nötig befand, auf die Frage zu antworten.

Die unverständliche Zurückhaltung des EU-Parlaments in dieser Hinsicht müsste die nationale Politik freilich nicht davon abhalten, die Liste selbst zu erweitern. Hier bleibt die Politik bislang sogar eindeutig hinter dem zurück, was die Konzerne selbst längst eingerechnet haben. So ist im Geschäftsbericht 2018 von Edgewell unter „Risiken" bereits aufgeführt: „Viele europäische Länder sowie die EU haben sich sehr aktiv um die Verabschiedung und Durchsetzung von Umweltvorschriften bemüht. So ist es möglich, dass neue Regelungen das Risiko und die Kosten erhöhen, in diesen Ländern Geschäfte tätigen."

Die politische Untätigkeit dürfte zum Beispiel auch die französische „Bic"-Gruppe freuen, die nach eigenen Angaben die weltweite Nummer 2 bei Einwegrasierern ist und damit 2018 rund 438 Millionen Euro umgesetzt hat (+1,7% zum Vorjahr). Sie bezeichnet auf ihrer deutschen Internetseite einen Wegwerf-Rasierer, der angeblich zehn Rasuren ermöglicht, ohne Scham und ohne jede Ironie als „langlebig". 2016 gab Bic seinen weltweiten jährlichen Absatz in einem Reklame-Video mit 2,6 Milliarden Einwegrasierern an.

Der Verweis auf die Politik ist immer eine super Ausrede, um sich persönlich unvernünftig zu verhalten. Davon halte ich nichts. Jeder von uns hat die Chance, es anders zu machen. Wenn viele die Chance nutzen, macht es einen Unterschied. Und ich finde es absolut legitim, die jungen Frauen und Männer, die freitags für die Zukunft und das Klima in ganz Europa auf die Straße gehen, ohne jeden Vorwurf und ohne Besserwisserei einmal zu fragen, mit was sie sich eigentlich das Gesicht, die Achseln, die Beine und andere Körperstellen rasieren. Zumal es eine Lösung gibt, die eben nicht nur klimaschädlichen Müll vermeidet, sondern auch sehr viel angenehmer und sehr viel stilvoller ist. Der Planet wird nicht besser durch Leute, die sich gegenseitig anzicken. Aber etwas mehr Haltung und Anständigkeit wären ein Gewinn. Das gilt nicht nur für Fragen rund um die Rasur, aber eben auch.

Kapitel 3: Wieso rasieren wir uns selbst?

Der Siegeszug der Selbstrasur

Die Geschichte der männlichen Bartrasur der vergangenen 5000 Jahre ist eigentlich schnell erzählt: Sie ist eine des Schmerzes. Am Anfang schabten sich Männer mit Muscheln und Flintsteinen im Gesicht herum. Später überließen sie das Zufügen von Depilations-Qualen einem eigenen Berufsstand, den Barbieren. Nach einer kurzen glücklichen Zwischenzeit kehrten sie zum Prinzip des Schmerzes zurück. Der Schmerz ist heute die Folge autoaggressiven Verhaltens, wird im Zuge des technischen Fortschritts aber vor allem am Portemonnaie statt im Gesicht erzeugt. Fertig.

Nach dem Übergang vom Flintstein zur Metallklinge tat sich 2500 Jahre lang erstaunlich wenig, wie Daniel Schnorbusch 2006 in seinem kurzen „Streifzug durch die Geschichte der Rasurtechnik" für das Deutsche Museum dargelegt hat: „Die Form der Rasiermesser der frühen Eisenzeit und jener, mit denen nach wie vor die Regisseure einschlägiger Gruselschocker die Kehlen ihrer Filmfiguren durchschneiden lassen, blieb im Wesentlichen gleich. Aus Messern mit starrem Griff wurden irgendwann Klappmesser und das Eisen wurde durch Stahl ersetzt. Das wars auch schon."

Napoleon als Pionier der „Pogonotomie"

Was zunächst gleich blieb und sich seit der Bronzezeit nicht verändert hatte: Ein eigenes Rasiermesser - und damit die Voraussetzung der Selbstrasur - konnte sich nicht jeder leisten. Die für unsere Betrachtungen relevante Geschichte der Selbstrasur beginnt irgendwann im Frankreich des 18. Jahrhunderts, noch vor der französischen Revolution. Eines der frühesten schriftlichen Zeugnisse, das die Selbstrasur propagierte, stammt von einem geschäftstüchtigen Handwerker. Jean-Jacques Perret (1730-1784) war ein Messerschleifer und Barbier, der mehrere Schriften über Messer und Klingen verfasste und sich schließlich auf die Herstellung von chirurgischen Klingen für Mediziner in Paris spezialisierte.

1769 veröffentlichte er ein kleines Buch zur Förderung der Selbstrasur (und vor allem seines Verkaufs von Rasiermessern) mit dem Titel „La pogonotomie ou l'art apprendre a se raser soi-meme". Damit führte er eine aus dem Griechischen abgeleitete Bezeichnung (Pogon = Bart, -tomie = schneiden) für die Rasur ein, die bis heute gelegentlich in Frankreich (und in überkandidelten Snob-Publikationen) verwendet wird, aber keine internationale Verbreitung fand. 1819 griff ein weiterer Messerhersteller, Alphonse Bouchard, den Begriff der „Pogonotomie" für einen weiteren Traktat zur Selbstrasur auf.

Der prominenteste frühe Selbstrasierer an der Schwelle zum 19. Jahrhundert war Napoleon Bonaparte. Der Kaiser der Franzosen bestand darauf, sich selbst zu rasieren. Er ließ sich dazu allerdings von einem orientalisch gewandeten Kammerdiener einen monströsen Rasierspiegel halten und sich anschließend von weiteren Bediensteten mit Eau de Cologne übergießen.

In Deutschland wurde 1846 eine weitere französische Schrift übersetzt und veröffentlicht: Der „Rasirspiegel oder die Kunst sich selbst zu rasiren nebst den nothwendigen Belehrungen über Rasirmesser, Englische Mineralpaste, Streichapparate, Seifen und alles zur Verschönerung des männlichen Antlizes Erforderliche. Faßlich dargestellt von

Herrn Professor Legrand in Paris. Aus dem Französischen übersetzt und mit Recepten zu Seifenpulvern, Seifenspiritus, ächtem Cölnischen Wasser und sonst Interessantem vermehrt von Leopold Reinig. Mit acht die verschiedenen Haltungen bei'm Rasiren bildlich erläuternden Figuren" erschien kleiner Auflage im beschaulichen Weimar.

Die „bemittelte Classe" greift zum Messer

Der französische Professor und sein deutscher Übersetzer richteten sich an ein gut betuchtes bürgerliches Publikum: „Die Fähigkeit, sich selbst zu rasiren, ist von großem Nutzen, und ihre Anwendung daher auch fast allgemein geworden, besonders unter der bemittelten Classe; man erkennt ihre Nothwendigkeit auf Reisen oder bei'm Leben auf dem Lande, sowie unter vielen anderen Umständen an, wo die Zeit sich kostbar macht und doch nicht unrasirt sich sehen lassen mag. Es ist nämlich nicht immer ein Barbier bei der Hand, um nach Bedürfnis rasirt zu werden; zudem geht das Selbstrasiren rascher und es ist auch oft unangenehm, sich das Gesicht von allerhand, nicht immer ganz reinlichen, Leuten betasten zu lassen; endlich sollten auch alle jungen Männer, gleichviel, welchen Rang sie in der Gesellschaft einnehmen, sich in dieser Weise selbst zu bedienen lernen, weil ihnen dieses Können Zeit sowohl, als Geld erspart."

Die Popularität der Selbstrasur in den oberen Gesellschaftsschichten hing nicht zuletzt mit dem schlechten Ruf der Barbiere zusammen, die die Rasur zu einer Mischung aus körperlicher Folter und Gesundheitsrisiko hatten verkommen lassen, wie Frank Gnegel für seine Geschichte der Selbstrasur (siehe letzter Abschnitt dieses Kapitels) eindrucksvoll zusammengetragen hat. Die Welt war reif für einen selbstbewussten Erfinder wie King Camp Gillette.

William Emery Nickerson (1853-1930) könnte heute eigentlich eine weltweite, mindestens aber eine amerikanische Berühmtheit sein. Einer seiner Vorfahren gründete das Städtchen Chatham in Massachusetts, wo US- Präsident Thomas Jefferson 1808 einen Leuchtturm errichten ließ. Nickerson war ein wohlhabender Mann, arbeitete zeitweise als Bankdirektor, war aber eigentlich Techniker und vor allem Erfinder. Nickerson hatte am Massachusetts Institute of Technology (MIT) studiert, wo bereits 1895 ein Handelsreisender die Metallurgen mit seinen Vorstellung von einer ultra- dünnen Rasierklinge nervte; man beschied dem Kronkorken-Vertreter, er möge sich einfach etwas anderes einfallen lassen, um reich zu werden.

Es war William Emery Nickerson, der schließlich sechs Jahre später die Lösung für die ultra-dünnen Rasierklingen fand, die so preiswert sein sollten, dass die Käufer sie nach Gebrauch einfach wegwarfen statt sie erneut zu schärfen. Zusammen mit dem vormaligen Handelsvertreter gründete er die „American Safety Razor Company", die neben allen technischen Schwierigkeiten vor allem Geld brauchte und erst 1903 die Produktion aufnehmen konnte. Nickerson verstand mehr von Klingen als vom Geschäft, weswegen er auch nicht verhinderte, dass sein Partner die Firma umbenannte - in „Gillette Safety Razor Company". Schließlich zeigte auch jedes einzelne Klingen-Päkchen sein Porträt und trug seinen pompösen Namenszug: King C. Gillette

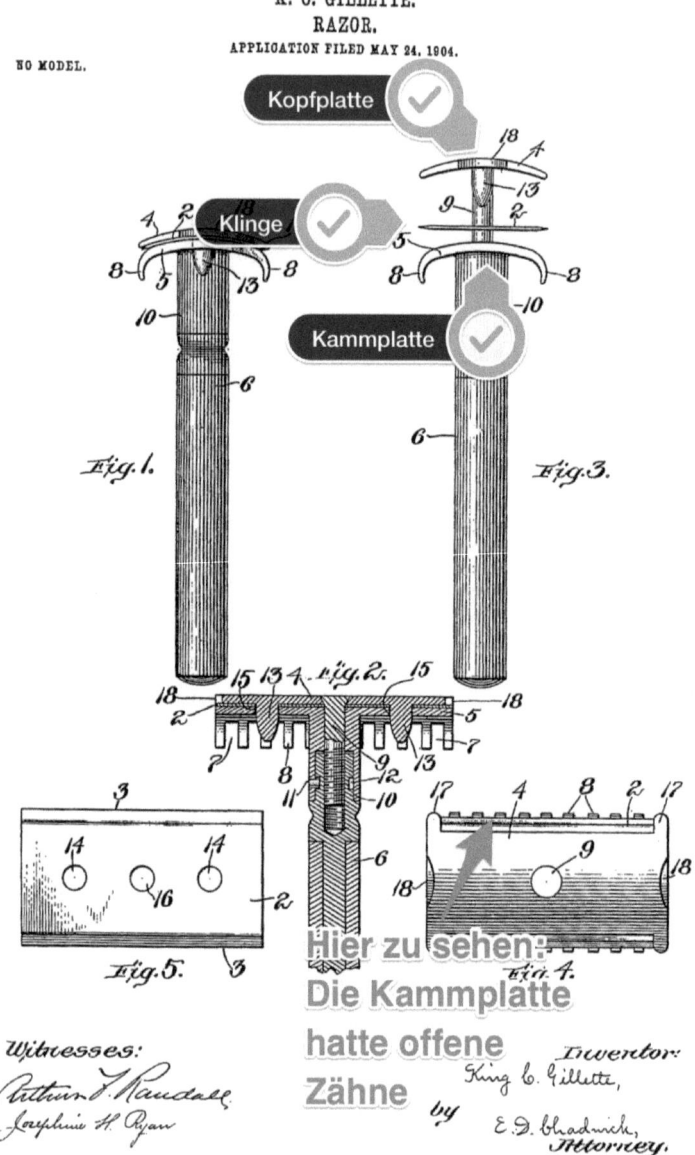

K. C. GILLETTE.
RAZOR.
APPLICATION FILED MAY 24, 1904.

NO MODEL.

Kopfplatte

Klinge

Kammplatte

Fig.1.

Fig.3.

Fig.2.

Fig.5.

Fig.4.

Hier zu sehen:
Die Kammplatte
hatte offene
Zähne

Witnesses:
Arthur F. Randall
Josephine H. Ryan

Inventor:
King C. Gillette,
by
E. D. Chadwick,
Attorney.

Eine Patentzeichnungen von King Camp Gillette. Sie zeigt (siehe
Beschriftung): Am Grundprinzip der Dreieinigkeit aus Kopf- und

Kammplatte und dazwischen fixierter Klinge hat sich seit 1904 bei der Sicherheitsrasierern nichts geändert. Interessant: Gillette konstruierte den „Safety Razor" mit einer offenen, gezahnten Kammplatte während heute die geschlossene Schaumkante dominiert.

Nickerson blieb Vize-Präsident der Firma - und geriet schon zu Lebzeiten in Vergessenheit, während King Camp Gillette fortan als „Erfinder" des Sicherheitsrasierers und der klassischen Doppelklinge galt.

„Made in Germany" war schneller als Gillette

Gillette bzw. Nickerson war aber nicht der einzige und auch nicht der erste Erfinder einer Einweg-Rasierklinge und des dazugehörigen Apparats. Seit 1902 bereits stellte der Solinger Fabrikant Robert Middeldorf entsprechende Klingen und Apparate her, was die Gillette-Patentmöglichkeiten in Deutschland beschränkte. Insofern - und aufgrund des massiven Preisunterschieds - überrascht es, dass noch Anfang der 1930er Jahre in Deutschland nur jede achte Klinge aus Solingen stammte. Middeldorf bot die entsprechenden Apparate „in allen Ausführungen" zu seinen Klingen für 50 Pfennig bis zu 1,50 Mark an.

In einer Broschüre aus der Nazi-Zeit schilderte Middeldorf seiner verehrten Kundschaft (gemeint waren Händler und Wiederverkäufer) „mit bester Empfehlung und deutschem Gruß" welchen Problemen er sich in der Entwicklung der Klingenproduktion ausgesetzt sah:

> *„Mit der Beschaffung eines geeigneten Rohmaterials begannen die Schwierigkeiten. Es wurde nach anderweitigen Versuchen in dem für die Herstellung von Uhrfedern vorbekannten warm- und kaltverformten Bandstahl gefunden, der natürlich auf entsprechende Maße gebracht werden musste. Anfangs wurden die Rohklingen aus*

bereits gehärtetem Bandstahl ausgeschnitten und dann gelocht, eine mühselige Arbeit, deren Bewältigung viel Geschick und Erfindungsgeist erforderte. Erst später wurde ungehärteter Bandstahl verarbeitet und nachträglich einem Einzelhärteverfahren unterworfen. Endlich wurde dieser Prozess dadurch wesentlich vereinfacht, dass man das ungehärtete Stahlband automatisch lochte und kerbte, es dann durch einen ursprünglich mit Gas und später mit Elektrizität beheizten Härteofen leitete, um die Klingen erst dann einzeln abzubrechen."

Mit „anderweitigen Versuchen" könnte Middeldorf den Versuch deutscher Produzenten gemeint haben, Klingen aus Gussstahl herzustellen, während Gillette von Anfang an auf Bandstahl gesetzt hatte.

Gillettes Hochpreisstrategie vs. „Razor and Blades"

Gillette lag um ein Vielfaches über den Preisen der Solinger Konkurrenz. In deutschen Zeitungsanzeigen bot Gillette seinen Rasier-Apparat 1910 „schwer versilbert" mit zwölf Klingen zu einem Preis von 20 Mark an. Das entspräche nach Bundesbank-Angaben der Kaufkraft von rund 100 Euro im Jahr 2008. Sechs Ersatzklingen kosteten nach dieser Berechnung bereits vor dem Ersten Weltkrieg 10 Euro.

In den üblichen Gillette-Legenden wird erzählt, nach der Erteilung des Patents auf seine Rasierklingen und der Produktionsaufnahme 1903 habe der einstige Vertreter im ersten Jahr gerade einmal 51 Rasierapparate und 168 Klingen verkauft - was nach allen verfügbaren Quellen stimmt. 1904 waren es aber schon mehr als 90.000 Rasierer. Gillette wird immer wieder als perfektes Beispiel für die Absatz-Strategie

„Razors-and-Blades" angeführt: Verkaufe den Hobel günstig, verdiene anschließend lange an den teuren Klingen (also das, was alle Hersteller von Systemrasierern heute mehr oder weniger erfolgreich tun).

Der Witz ist, wie Randal C. Picker 2010 in einem Aufsatz der Uni Chicago belegt hat: Gillette lehnte diese Stratgie während der Laufzeit seiner ursprünglichen Patente für den „Safety razor", die „Double Edge"-Klingen und die Kombination von beiden (1904 bis 1921) schlicht ab. Er bewegte sich stattdessen konsequent im Hochpreis-Segment, nicht nur auf dem deutschen Markt. Für einen Rasierer mit 20 Klingen verlangte er in den USA fünf Dollar; Konkurrenz-Produkte gab es bereits für einen Dollar.

Millionär träumt von sozialistischer „Metropolis"

Bis heute stellt Gillette den Unternehmensgründer als einen Mann dar, dessen wichtigstes Lebensziel die Verbesserung von Rasierklingen gewesen sei, und zitiert ihn mit den Worten: „Wir werden aufhören, Rasierer herzustellen, wenn wir sie nicht mehr weiter verbessern können." Diese Vision habe „mehr als 100 Jahre an Innovation inspiriert", um „die beste Rasur der Welt zu ermöglichen", so das Unternehmen. Über das, was King Camp Gillette wirklich antrieb, schweigt die Firmen-Geschickte lieber. Das ist verständlich, denn wo genau bei Gillette (1855-1932) die Grenzen zwischen beharrlichem Geschäftssinn und verschrobenem Starrsinn verliefen, dürfte bereits für seine Zeitgenossen schwierig zu sagen gewesen sein.

Bevor Nickerson das Klingen-Problem für ihn löste, hatte Gillette bereits mehrere Patente zur Verbesserung von Produkten eingereicht, die er als Handelsvertreter verkaufte. Er veröffentlichte jedoch 1894 auch ein Buch namens „The Human Drift", das auf rund 160 Seiten erklärte, wie alle sozialen Probleme der Menschheit zu lösen seien (zumindest ihres nordamerikanischen Teils). Gillette schlug vor, die Besiedlung der Vereinigten Staaten aufzugeben und stattdessen eine „Metropolis" für 60 Millionen Menschen in der Nähe der Niagara-Fälle zu errichten. Politisch und wirtschaftlich schwebte ihm eine Art utopischer Sozialismus vor; schließlich sei die ewige Konkurrenz die Wurzel aller menschlichen Übel.

Und diese Ideen gab Gillette keineswegs auf, als er es innerhalb eines Jahrzehnts dank der Patente auf den Sicherheitsrasierer, die Doppelklinge und ihre Kombination zum Millionär gebracht hatte. Gillette war abwechselnd in zwei Freimaurer-Logen aktiv. In seinem Buch „World Corporation" schlug er 1910 vor, das gesamte Wirtschaftsleben in einem einzigen Unternehmen als Volkseigentum zusammenzufassen. Die Präsidentschaft dieses Unternehmens bot Gillette für ein Jahresgehalt von einer Million US-Dollar Theodore Roosevelt an, der dankend ablehnte. Für sein nächstes Buch „The People's Corporation", das 1924 erschien, engagierte Gillette den Schriftsteller Upton Sinclair (1878-1968), dem er monatlich 500 Dollar dafür zahlte, sich zweimal wöchentlich mit ihm zu einer Text-Besprechung zu treffen. Legendär ist ein zweieinhalbstündiges Treffen mit Henry Ford, den Gillette und Sinclair vergeblich zum Sozialismus zu bekehren versuchten.

Die Wahrheit über Hitlers Bart

„Geschichte" ist nicht immer das, was sich wirklich ereignet hat, sondern das, was hinterher erzählt wird. Über den charakteristischen Zwei-Finger-Bart Adolf Hitlers wird erzählt, er habe ihn sich bei Charlie Chaplin abgeguckt. Diese Story ist ja auch eigentlich zu gut, um sie nicht zu erzählen: Beide sind fast gleichzeitig geboren (Chaplin war nur vier Tage älter). Chaplin verliert seinen Vater mit 12 Jahren, Hitler seinen mit 13. Und beide versuchen, aus einer traurigen, elenden Kindheit in die Kunst zu entkommen. Doch während der eine mit 17 Jahren bereits ein gefeierter Star in seiner eigenen Varieté- Show ist, malt der andere Postkarten und wird an der Kunstakademie abgelehnt. Es bleibt der Bart, und Chaplin - so die Erzählung - rächt sich für das Plagiat mit dem Film „Der große Dikator", in dem er 1940 mit dem Bärtchen-Dieb Hitler abrechnet. Nach dem Film legt Chaplin die Figur des „Tramp" und mit ihm den Bart ab, der nun endgültig das Markenzeichen des Völkermörders ist.

Großartige Geschichte, nur hat sie einen Haken: Sie stimmt wahrscheinlich nicht. Hitler guckte sich den Zwei-Finger-Bart keineswegs bei Chaplin ab. Die wenigen frühen Fotos, die Hitler ab 1914 als Soldaten des 16. Bayerischen Reserve-Infanterieregiments zeigen, bilden ihn mit einem üppigen und an den Enden gezwirbeltem Schnurrbart ab, wie ihn meist auch Kaiser Wilhelm II. trug. Eines dieser Fotos veröffentlichte Hitlers „Leibfotograf" Heinrich Hoffmann (1885-1957) am 11. August 1939 unter der Überschrift „Der Führer 25 Jahre Soldat":

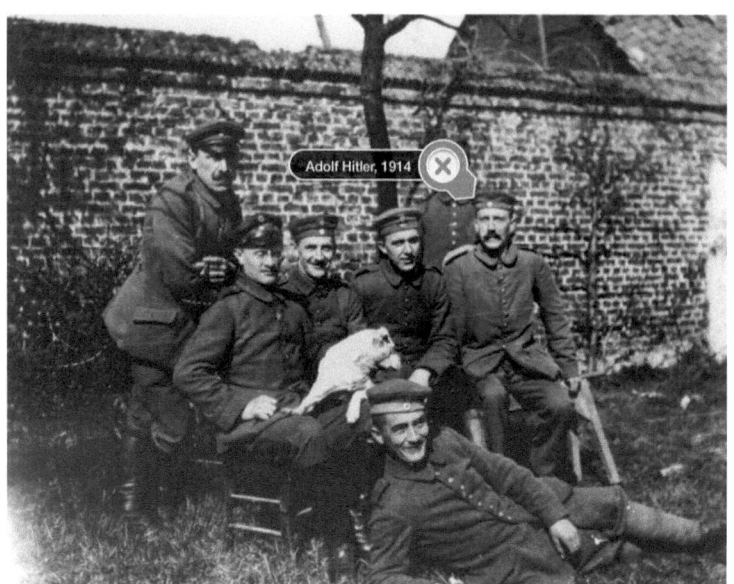

Bartträger Hitler im Ersten Weltkrieg. Aus dem Originaltext der Veröffentlichung am 11. August 1939: „Der Führer 25 Jahre Soldat: Unmittelbar nach der Mobilmachung, am 3. August 1914, wurde Adolf Hitlers Gesuch an den König Ludwig III. von Bayern zum Eintritt in das bayerische Heer genehmigt. Am 16. August wurde Adolf Hitler als Kriegsfreiwilliger angenommen und dem bayerischen Reserve-Infanterie-Regiment Nr. 16 (List) zugewiesen, dem Adolf Hitler bis zum Kriegsende angehört hat." Foto: Bundesarchiv, Bild 146-1974-082-44 / CC-BY-SA 3.0

Dieses Foto kann nicht ohne Hitlers Willen und Kenntnis erneut veröffentlicht worden sein. Das mochte am 11. August 1939 mancher bloß absurd finden oder für Hitlers militaristischen Fimmel halten. Drei Wochen später begann Hitler mit der Überfall auf Polen den Zweiten Weltkrieg. Zurück zum Foto: Wenn Hitler 1914 ohne Chaplin-Bart in den Krieg zog - warum kam er dann 1918 mit Chaplin-Bart aus dem Krieg zurück?

Chaplins berühmter Film „The Tramp" kam zwar in den USA 1915 heraus, aber in Deutschland war nicht ein einziger Chaplin-Film vor 1921 in den Kinos zu sehen. Wie hätte sich Hitler bei Chaplin des Bart abgucken sollen? Ein uraltes Forschungsprinzip (das lustigerweise zu unserem Thema passend in der Literatur als „Ockhams Rasiermesser" bezeichnet wird) lautet: Wenn es für einen Sachverhalt mehrere hinreichende Erklärungen gibt, dann ist die einfachste Theorie den anderen vorzuziehen (und in der Regel ist sie die wahrscheinlichste).

Hitlers Schnäuzer passte nicht unter die Maske

Und sehr wahrscheinlicher und naheliegender als die unhaltbare Chaplin- Theorie ist, was die Berliner „B.Z." 2007 berichtete: Hitler rasierte seinen Kaiser-Wilhelm-Schnauzer aus militärischen Gründen auf Zwei-Finger-Breite herunter:

> *„Dies belegen Dokumente seines damaligen Mitrekruten Alexander Frey. Der Bart musste auf Stummelformat gestutzt werden, damit Hitler eine Gasmaske tragen konnte. Frey schreibt über Hitlers neuen Bart: ‚Der alte war besser. Er verdeckte seinen hässlichen Mund.'",*

so die B.Z. Ohne buschigen Bart habe dem späteren Diktator zwar die Gasmaske gepasst, trotzdem sei Hitler 1918 nach einem Gasangriff vorübergehend erblindet. Auch der „Spiegel" berichtete über den Augenzeugen Frey, den der Autor Stefan Ernsting in einem verdienstvollen Buch („Der phantastische Rebell Alexander Moritz Frey oder Hitler schießt dramatisch in die Luft", Atrium Verlag, Zürich 2007) leider vergebens der Vergessenheit zu entreißen versuchte. Frey war während der Weimarer Republik ein gefeierter Autor. Seine Augenzeugenschaft, die Hitlers Märchen über seine angeblichen Kriegserlebnisse jederzeit hätten auffliegen lassen können, machten ihn ab März 1933 zum Verfolgten; er starb 1957 völlig verarmt und vergessen in der Schweiz.

In Freys Aufzeichnungen, die Ernsting in seinem Buch wiedergibt, liest sich das Zitat zum Gasmasken-Bart Hitlers weniger flapsig als in der B.Z.-Variante, aber sehr aufschlussreich. Frey schildert einen Abend im Herbst 1915. Er tat als Sanitätssoldat Dienst in der Nähe von Lille, als er nach britischem Artillerie-Beschuss in einem Keller zum ersten Mal Adolf Hitler begegnete:

> *„Eines Abends kam ein bleicher langer Mensch nach der ersten Granate zu uns hinuntergestürzt, Angst und Wut in den flackernden Augen.* **Hitler wirkte damals lang, weil er mager war, ein voller Schnurrbart, der später der neuen Gasmaske wegen gekappt werden musste, verdeckte noch den hässlichen, meist verkrampften Schlitz des Mundes.** *Er hockte sich keuchend hin, es war ihm nichts geschehen, er stotterte, dass er auf dem Weg von oder zu einem Bataillonsunterstand gewesen sei, sein gelbes Gesicht rötete sich, es wurde schnell wie gedunsen, und er hatte etwas von einem kollernden Puter, als er nun gegen die Engländer loslegte. Das erste Quantum wiedergewonnener Kraft verbrauchte er zu Beschimpfungen. Ich hatte gleich den Eindruck, den man später so oft bei ihm gehabt hat: dass er militärische Maßnahmen des Gegners persönlich übel nahm - so, als wollten sie gerade ihm an sein kostbares Leben. Es lag wohl daran, dass ein zu so ungeheuerlichen Taten berufener Mensch wie er instinktiv sich aufs äußerste davor zu hüten suchte, Schaden zu nehmen, und mächtig darüber erbost war, überhaupt in die Gefahr, in die Möglichkeit des Zugrundegehens zu geraten. Er bekam etwas zu trinken von uns, es beruhigte ihn ein wenig, er*

regte sich weiter auf über die Unverschämtheiten und Dummheiten des Gegners. Schließlich steckte er vorsichtig den Kopf ins Freie, horchte umher, und weil alles still blieb, die drei Schüsse waren längst vorbei, verschwand er mit einem brummigen Abschiedswort."

Es gibt Fotos, die in den wirren Anfangsjahren der Weimarer Republik deutsche Weltkriegs-Veteranen und Soldaten von sogenannten Freikorps und paramilitärischen Milizen zeigen, die ganz wie Hitler weiter den im Schützengraben antrainierten Gasmasken-Bart trugen.

Der Gas-Krieg macht Gillette noch reicher

Gleich zu Kriegsbeginn 1914 setzten französische Truppen Gas-Granaten gegen das deutsche Heer ein. Das war unangenehm, aber vergleichsweise harmlos, da es sich lediglich um Tränengas handelte. Im April 1915 schlug die deutsche Armee mit Chlorgas zurück. Bei einem Angriff zwischen Langemark und Ypern sank das Chlorgas, das schwerer als Luft ist, in die Schützengräben der französischen Truppen: 1200 Tote, 3000 Verwundete. Damit war eine weitere Pforte zur Hölle geöffnet. Laut einer Veröffentlichung der Bundeszentrale für politische Bildung wurden während des Ersten Weltkriegs „rund 120.000 Tonnen von 38 Kampfstofftypen verschossen, dadurch starben circa 100.000 Soldaten und 1,2 Millionen Mann wurden verwundet."

Aus Angst vor Gas-Angriffen zog nicht nur das deutsche Heer mit Rasier- Zeug in den Ersten Weltkrieg. Die reale Furcht, dass schon allein Bartstoppel einen dichten Abschluss und damit die Funktion der Gasmasken verhinderten, machte auf der anderen Seite des Atlantiks King Camp Gillette noch reicher, als er zu diesem Zeitpunkt ohnehin schon war. Während die europäischen Armeen die Rasurausstattung ihrer Heere der privaten Beschaffung der Soldaten überließen, machte die US-Armee daraus einen Teil der Standard-Ausrüstung. Als die USA in den Ersten Weltkrieg eintraten, bestellten sie bei Gillette 3,5 Millionen seiner „Safety razor" und gleich 36 Millionen Rasierklingen dazu - alles aus Angst vor unrasierten Soldaten, die in den Giftgas-Angriffen der „Hunnen" umkommen könnten.

Es ist zwar nicht bekannt, wie hoch der Rabatt war, den Gillette der US- Army 1917 für den Millionen-Auftrag einräumte, aber seine Rechnung war in die Zukunft gerichtet. Hätten sich die GI's im Krieg erst einmal an die tägliche Rasur gewöhnt, dann würde er sie nach dem Krieg umso leichter als Kunden an seine Klingen binden können. Das originale Gillette-„Khaki"-Kit bietet „Razor Emporium", ein kleines Unternehmen in Arizona, heute wieder als Replika-Set mit restaurierten Hobeln an.

Die Selbstrasur der Soldaten erobert das Zivilleben

Man kann ohne Übertreibung festhalten: Während des Ersten Weltkriegs entwickelten sich die auf den Schlachtfeldern Flanderns und Nordfrankreichs kämpfenden Armeen für eine ganze Generation von Männern zu einer Nationenübergreifenden Schule der Selbstrasur - und brachten damit nach dem Krieg die bis dahin in praktisch jedem Dorf vertretenen Barbiere um ihre Existenz. Armeen und der Militärdienst blieben auch anschließend häufig die erste Lebensstation, in der jungen Männern beigebracht wurde, sich regelmäßig zu rasieren. Auch wenn sich die Begründung für die Rasurpflicht in den Armeen im Laufe der Zeit in Richtung des Erscheinungsbilds verschob, sind Bartstoppel bis heute ein Problem bei der Verwendung von Atemschutzmasken - wenn auch im zivilen Alltag der Bundesrepublik mehr bei Feuerwehren als bei der Bundeswehr.

Doch auch bei der Bundeswehr ist weiter die als „Bart- und Haarerlass" bekannte Zentrale Dienstvorschrift (ZDv) A-2630/1 in Kraft. Zwar hat der 1. Wehrdienstsenat des Bundesverwaltungsgerichts im Januar 2019 entschieden, dass der Vorschrift über „Das äußere Erscheinungsbild der Soldatinnen und Soldaten der Bundeswehr" die gesetzliche Grundlage fehlt, doch dürfe er bis zu einer gesetzlichen Neuregelung weiter gelten. Und das heißt für die männliche Gesichtsbehaarung in Ziffer 203: „Bärte sind gepflegt und gestutzt zu halten. Will sich der Soldat einen Bart wachsen lassen, muss er dies während seines Urlaubs tun. Disziplinarvorgesetzte können Ausnahmen genehmigen." Was immer das bedeuten mag.

Wer in den einschlägigen Foren nachliest, was ehemalige Wehrpflichtige und heutige Freiwillige der Bundeswehr zur verlangten Rasur und über die Nachrasur als Disziplinierungsmethode bis hin zum körperverletzenden Zwang zur Trockenrasur mit einem Nassrasierer schreiben, bekommt eine Vorstellung davon, warum die Militärrasur auch ohne Gasmasken-Bärtchen keine gute Reklame für das morgendliche Ritual der täglichen Depilation ist.

Vom blutigen Anfänger zum ambitionierten Amateur

In Bezug auf die männliche Bartrasur änderten sich nach dem Ersten wie auch dem Zweiten Weltkrieg zwei Dinge nicht mehr und können bis heute als Standards in den G20-Staaten angesehen werden: Die Bartrasur ist unabhängig der aktuellen Barber-Shop-Welle vor allem eine Selbstrasur. Und das Erlernen dieser Selbstrasur bleibt der Autodidaktik überlassen, vor allem das Erlernen der klassischen Nassrasur mit dem klassischen Rasierhobel.

Wenn Sie und ich der Soziologie trauen dürfen, dann sind wir Exemplare einer „Sozialfigur mit Konjunktur", nämlich der der „neuen Amateure". Seit etwa zwanzig Jahren sei ein Bedeutungszuwachs verschiedener Laienpraktiken zu verzeichnen, schrieb die Sektion Professionssoziologie am am Institut für Soziologie der TU Berlin 2014 zu ihrer Jahrestagung: „Amateure und Amateurisierungen sind ins Licht öffentlicher Aufmerksamkeit getreten. Bastler, Blogger, Social Entrepreneurs, Netizens, Citizen Scientists, Berater und andere Freiwillige haben sich neben den mehr oder weniger organisierten 'Liebhabern' des Sports, der Künste, des Glaubens, des Funks und der Pornographie etabliert."

Diese Entwicklung sei überraschend, so die Berliner Soziologen, „zeichnen sich funktional differenzierte Gesellschaften doch durch eine Durchsetzung der Beruflichkeit als durchgreifendem sozialem Ordnungsprinzip aus, das in Gestalt des Expertentums und der Professionalität Status- und Positionszuweisungen organisiert. Andererseits gingen viele heute beruflich verfasste zentrale Wissens- und Tätigkeitsfelder aus Kulturen der Liebhaberei, des Erfindens und der Selbsthilfe hervor – so dass die Rückkehr zu vorberuflichen Ausprägungen dieser Praktiken die Frage erlaubt, welchen Strukturwandel die Renaissance des Amateurs anzeigt und wie die Amateure diesen Wandel wiederum kulturell und ökonomisch prägen."

Interessanter für unsere Betrachtungen ist, was eigentlich das Erlernen der täglichen Rasur - das weitgehend jedem von uns selbst überlassen bleibt - vom Erlernen anderer lebenspraktischer Fertigkeiten wie Schuhebinden, Händewaschen und Zähneputzen unterscheidet, und warum die Rasur nicht Teil der gelegentlich als „Reinlichkeits-Dressur" verunglimpften Hygiene- Erziehung der westlichen Welt ist. Warum eigentlich bringt uns die Rasur keiner bei? Die dreigeteilte Antwort in aller Kürze:

a) weil sie wie die Benutzung von Tampons und Damenbinden erstens geschlechtsspezifisch ist und zweitens mit der Ausbildung der Scham- und Körperbehaarung als Teil der sekundären Geschlechtsmerkmale während der körperlichen und psychosozialen Reifung im Verlauf von Pubertät und Adoleszenz zusammenhängt.

b) weil der einsetzende Bartwuchs das sichtbare Übergangssignal vom jugendlichen Kind zum Mann ist. Oder wie Christina Wietig in ihrer Dissertation „Zur Kulturgeschichte des Bartes von der Antike bis zur Gegenwart" (Uni Hamburg, Fachbereich Chemie, 2005) schreibt: „Patriarchalisch traditionell symbolisierte das Körpersignal Bart, per se Zeichen der sexuellen Reife, die Legitimation auf den damit verbundenen Machtanspruch. In diesem Zusammenhang stehen unter anderem die kulturgeschichtlichen Bartopfer, Adoptionen, Schwüre beim Barte und Initiationsriten als dem Barthaar anhängige Rechtshandlungen."

c) weil die körperliche Pubertät und die soziale Pubertät, so bereits von van Gennep in seinen „Rites de Passage" beschrieben (siehe Kapitel 1), in den meisten Kulturen zeitlich auseinander fallen und nach gesellschaftlichen Bedürfnissen gegliedert werden. Das soziale Erwachsenwerden und Erwachsensein verschiebt sich in den westlichen Gesellschaften in ein immer späteres Lebensalter.

Oder noch kürzer: Es ist eine Sex-Kiste, und diese Dinge sind in jeder Gesellschaft zu allen Zeiten immer stark schwankenden Reglementierungen unterworfen. Die Bartrasur ist eben nicht einfach eine lebenspraktische Fertigkeit wie Schuhebinden und Händewaschen, sondern extrem symbolisch aufgeladener Träger von Bedeutung. Das mit den von Wietig erwähnten Schwüren „Beim Barte des Propheten" hat übrigens nichts mit dem Islam zu tun, sondern war im 18. und 19. Jahrhundert eher in christlichen Ländern scherzhaft verbreitet und findet sich in Märchen sowie Texten von Wieland und Heinrich Heine. Außer der unbelegten Auffassung der Duden-Redaktion, für die mit dem Propheten „fraglos" Mohammed gemeint ist, spricht der literaturhistorische Kontext eher für einen Bezug auf Moses. Womit wir aber schon mitten in der Fragestellung sind, zu welchem Zeiten wem das Tragen eines Bartes erlaubt, empfohlen oder sogar verboten war.

Das „Synonym Bart für Mann", so Wietig, liege biologisch in der Sekundärbehaarung begründet, die an die Geschlechtsreife gebunden ist: „Darum ist die kulturelle Überhöhung der modischen Bartmodifikationen im Wandel der Zeit nie von der geschlechtlichen Identitätsvermittlung zu trennen gewesen und hat bis heute einschließlich der Rasurrituale Gültigkeit. So vermittelt der Dreitagebart die sichtbar wachsende Naturkraft und wird deswegen aktuell von der Wirtschaftswerbung strategisch sinnlich inszeniert."

Der ständige Wechsel der herrschenden Ansichten, der sozialen Vorschriften und der Symbolisierungsziele zur Barttracht und der Rasur erklären aber, warum das Erlernen der Rasur (oder eben der Nicht-Rasur) schon vor der faktischen Abschaffung des Barbier-Berufs Anfang des 20. Jahrhunderts eine Sache der Autodidaktik blieb. 1848 trugen in Deutschland die Revolutionäre Bärte - was das glatte Gesicht zum Erkennungsmerkmal unaufsässiger Untertanen machte. Dann kehrte der Bart als Königs- und Kaiser-Gesichtstracht zurück, weswegen es nun auch die folgsamen Untertanen sprießen ließen.

Eine ähnliche Entwicklung vollzog sich ein Jahrhundert später um 1968 herum noch einmal: Während die Väter-Generation sich (gern auch zweimal täglich) die Kriegszeit und Schuld-Verstrickung der Nazi-Zeit buchstäblich aus dem Gesicht rasierte, ließen die Apo-Revoluzzer es aus Gründen der Abgrenzung erst recht samt der Haare sprießen. Auf dem Marsch durch die Institutionen nahm die Bartlänge dann wieder ab, wurde ab den 1980er Jahren noch einmal kurz zum Erkennungsmerkmal der Fraktion Kräuterseppl bei den Grünen und verlor sich dann irgendwo in der heutigem Beliebigkeit zwischen Dreitagebart und der bärtigen Belanglosigkeit des Hipstertums.

Die „Renaissance" der klassischen Nassrasur ist tatsächlich vor allem das Werk von Amateuren und Autodidakten, die sich in Online-Foren, Facebook- Gruppen und über YouTube-Kanäle (dort meist mit kommerzieller Absicht) gegenseitig mit Wissen, Tipps, Anleitungen und Erfahrungsberichten versorgen. Sie werden in diesem Buch kaum etwas finden, was Sie nicht auch dort lesen könnten. Das Buch nimmt Ihnen lediglich die Mühe der Auswahl, Überprüfung und Bewertung ab. Und es kann Ihnen helfen, den Weg vom buchstäblich „blutigen" Anfänger zum ambitionierten Amateur (den wir fast alle gegangen sind) etwas abzukürzen.

Die Deprofessionalisierung der Profis

Stand das Idealbild des „Gentleman-Amateurs", gebunden an die herrschende Oberschicht, im 19. Jahrhundert der Professionalisierung und Demokratisierung von Wissenschaft und gesellschaftlicher Entwicklung schlicht im Weg, so sind in Bezug auf die klassische Nassrasur, die im Vergleich zur dominierenden Systemrasur in Europa und dem nordamerikanischen Markt keine nennenswerte ökonomische Rolle spielt, die „neuen Amateure" häufig die wirksamsten Bewahrer und Verbreiter von Wissen. Denn mit dem Siegeszug der Systemrasierer seit den 1980er Jahren verschwand außer bei den verbliebenen Herstellern und Händlern das professionelle Beschäftigungsinteresse mit der klassischen Nassrasur. Laut der letzten Ausgabe der „VerbraucherAnalyse" (Axel Springer AG und Bauer Media Group, 1982-2012) nutzten 2012 von den deutschsprachigen Männern ab 14 Jahre, die sich „manchmal, meistens oder nur" nass rasierten, lediglich noch 6,4 Prozent klassische Rasierklingen.

Von den lediglich drei relevanten deutschsprachigen Büchern zur klassischen Nassrasur (dieses hier gehört nicht dazu) stammt eines von zwar von einem Wissenschaftler, fröhnt aber lediglich seinem Hobby (Christian Rick: Männersache Rasieren. Handbuch für den Rasur-Aficionado, 2012, 25 Euro). Das zweitwichtigste ist lediglich ein sehr guter und erweiterter Ausstellungskatalog (Michael Kriegeskorte (Herausgeber), Frank Gnegel (Autor): Bart ab. Zur Geschichte der Selbstrasur, 1998), der nur noch antiquarisch erhältlich ist. Auf das dritte wissenschaftlich stichhaltige Buch (Klaus Urban: Materialwissenschaft und Werkstofftechnik: Ein Ritt auf der Rasierklinge, 2015, 29,99 Euro) kommt man höchstens wegen seines Titels, es ist aber eine wahre Fundgrube zur technischen Geschichte der Rasierklinge.

Und das war es auch schon mit brauchbarer „professioneller" Information außerhalb einer erstaunlich dünnen statistischen Datenbasis, die fast ausschließlich für die Werbewirtschaft erhoben wird. Aus Sicht des Handels und der Industrie ebenso wie ihres medizinisch-pharmazeutischen Arms trägt die klassische Nassrasur ein Oldtimer-Nummernschild. Und ebenso, wie mancher Kraftfahrzeugmechatroniker heute keinen Zündkerzenwechsel mehr ohne Diagnose-Gerät hinbekommt, hat in den verschiedenen Rasur-Branchenbereichen längst eine regelrechte Deprofessionalisierung eingesetzt.

Wenn in der Rentner-Bravo (formaly known as „Apotheken Umschau") im März 2019 eine Pharmazeutin Männern mit trockener Haut grundsätzlich die Trockenrasur mit dem Elektrorasierer empfiehlt, und denen, die darüber den Kopf schütteln, allen Ernstes rät: „Wer trotzdem nass rasiert, kann vorher etwas Rasiercreme in die Haut einmassieren und anschließend Rasierschaum darübergeben" - dann weiß ich wirklich nicht, ob ich darüber noch lachen oder schon weinen soll. Beeindruckend ist auch das „Wissen" der offenbar von mir in Sachen Rasur- und Religionssachverständigkeit unterschätzten Autoren einer österreichischen „Nivea"-Website, auf der es heißt: „Im Islam ist es aus religiösen Gründen vorgegeben, dass Männer ihre Achsel- und Schambehaarung entfernen. Einen Bart dürfen sie sich aber wachsen lassen." Die entsprechenden Vorschriften werden Sie im Koran auch bei intensiver Suche kaum finden: Es gibt sie schlicht nicht.

Die einzigen, auf deren Wissen über die klassische Nassrasur man sich wirklich verlassen kann, sind die, die sie täglich praktizieren: wir Autodidakten und Amateure.

Kapitel 4: Die Ausstattung

Der Rasierhobel

Wenn Sie gerade erst den Führerschein gemacht haben, möglicherweise auf einem Auto der Golf-Klasse, könnten Ihnen als Fahranfänger sowohl ein Ferrari 488 Pista Spider wie auch ein ausgeleierter 1998er Smart 450 mehr Probleme als Fahrspaß bescheren. Und das ist bei Ihrem ersten Hobel nicht viel anders. Sie werden noch nicht wissen können, ob Sie eher eine aggressive oder eine sanfte Hobel-Rasur bevorzugen - und auch nicht, ob Sie durchhalten oder nach zwei Wochen aufgeben. Es geht hier auch nicht um die einzig wahren Paraphernalien (griechisches Klugscheißer-Fremdwort für Kultgegenstände), die unter Sammlern als akzeptabel gelten. Solides, bezahlbares Rasur-Gerät reicht völlig.

Deshalb wäre mein Rat immer: Beginnen Sie mit einem mittelpreisigen Rasierhobel-Modell, das Sie im Zweifelsfall bei eBay oder sonstwo weiterverkaufen können. Von den deutschen Herstellern kommen praktisch alle Modelle mit geschlossener Kammplatte in Betracht. Eine gute Wahl und letztlich reine Geschmacksache wären zum Beispiel die Rasierer Merkur 23c oder Mühle R89. Damit können Sie nichts falsch machen. Wenn Sie Gefallen an der klassischen Nassrasur mit dem Rasierhobel finden, werden Sie irgendwann ohnehin weitere Modelle kaufen – und trotzdem auch dem weiter an dem 23c oder R89 Ihre Freude haben. Das sind (wenn Sie sie ordentlich behandeln) Rasierhobel fürs Leben.

Merkur 23 c

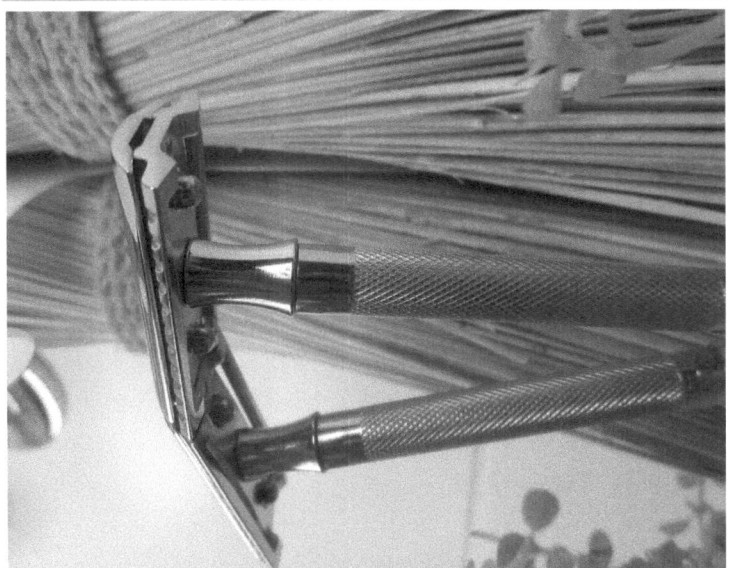

Der Merkur 23c ist einer der klassischen Einstiegshobel in die Nassrasur. Er ist sehr mild und für ein Solinger Qualitätsprodukt sehr günstig.

Dieses Modell gilt vielen als einer „der" klassischen Einstiegshobel in die Nassrasur, weil er vergleichsweise „mild" ist. Mild bedeutet vor allem: Die Gefahr, sich zu schneiden, ist sehr gering und der Hobel verzeiht „Fehler", wenn Sie zum Beispiel nicht von Anfang an den richtigen Winkel finden. Als ein wichtiger Indikator gilt dafür das sogenannte „Blade Gap" (mehr dazu im nächsten Abschnitt). Die Hersteller liefern diese Angaben nicht mit. Da ich irgendwelchen Tabellen im Internet nicht traue, habe ich mit einem einfachen Führerlehren-Satz aus Federstahl nachgemessen und komme (bei eingelegter Klinge) auf ein Spaltmaß von zwischen 0,60 und 0,65 Millimeter.

Mir fällt aus dem Sortiment der deutschen Hersteller zu einem vernünftigen Preis nicht viel ein, das noch „milder" wäre. Sie werden diesen Hobel im Handel für knapp über 30 Euro finden. Das ist für einen glanzverchromten Metallhobel (vermutlich: Messing) aus Solinger Herstellung ein grundsolider Preis.

Er ist ein klassischer Drei-Teiler (Griff, Kammplatte und Kopfplatte) mit kurzer Verschraubung. Das bedeutet: Es befindet sich keine Mechanik im Griff, die kurze Schraube auf der Innenseite der Kopfplatte geht durch Klinge und Kammplatte in den Griff. Die Kammplatte ist geschlossen, was den Klingen-Kontakt mit der Haut gegenüber offenen Kämmen reduziert. Er hat ein mittelklassiges Gewicht von 61 Gramm. Das bedeutet, dass er nicht zu viel Eigendruck auf Ihr Gesicht ausübt.

Wenn Sie im Internet Berichte über diesen Rasierer suchen, werden Sie möglicherweise auf einen Einwand gegen meine Empfehlung stoßen: Er hat mit einer Gesamtlänge von 10,5 Zentimetern einen relativ langen Griff. Das kann Anfänger dazu verleiten, mittels unfreiwilliger Hebelwirkung mehr Druck als nötig auszuüben. Das stimmt. Aber wenn Sie ihn länger nutzen, werden sie das zu schätzen wissen. Und irgendwas ist ja immer.

Fassen Sie ihn am Anfang einfach nicht ausschließlich am untersten Ende des Griffs an, sondern weiter ob in Kopfnähe. Ein Griff, der Ihnen zu kurz ist, können Sie nicht so ohne weiteres verlängern. Wenn Sie im Laden allerdings schon feststellen, dass ein kurzer Griff für Sie völlig ausreicht, dann lassen Sie sich dort den Merkur 34c zeigen. Der Griff ist kurz und dick. Er hat eine innere Verschraubung, was bedeutet, dass Sie die Kammplatte nicht wechseln können, weil sie fest auf dem Griff sitzt. Die gesamte Geometrie des Kopfes ist aber nahezu identisch.

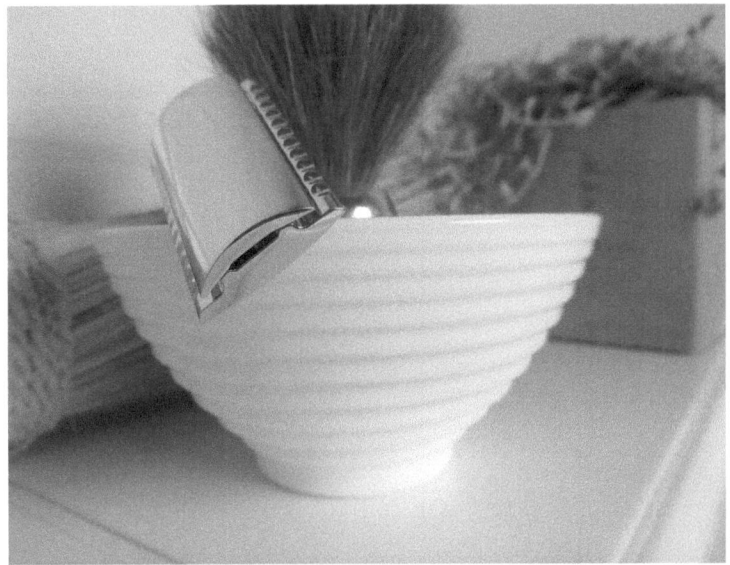

Der R89 von Mühle sieht an der entscheidenden Stelle (dem Kopf) eigentlich harmloser aus als der 23c von Merkur. Richtig ist das Gegenteil: Er ist unabhängig der Klinge aufgrund des größeren Spaltmaßes spürbar aggressiver als der Merkur.

Das ist in vielen Badezimmern, in denen gehobelt wird, schon die obere Mittelklasse. Mühle verkauft ihn im eigenen Online-Shop für 46 Euro (ich empfehle trotzdem den Fachhandel: Anfassen erleichtert die Kaufentscheidung. Sein Griff ist bei exakt gleicher Länge deutlich dicker als der des Merkur 23c (es gibt den R89 auch ohne „Grande" in einer 9,4 Zentimeter-Version, etwa zum Preis des 23c) und daher eher für Leute, die gern etwas in der Hand haben.

Mühle gibt sein Gewicht mit 88 Gramm an, auf meiner Küchenwaage kommt er auf 93 Gramm, wovon 32 Gramm auf den Kopf (Kopf- und Kammplatte) entfallen (23c: 27 Gramm). Im Vergleich drückt das Eigengewicht des Mühle-Rasierers im relevanten Kopfbereich also nicht wirklich stärker auf die Haut. Er könnte Ihnen (und das ist auch mein persönlicher Rasur-Eindruck) etwas aggressiver oder „gründlicher" Vorkommen. Wie Merkur macht auch Mühle keine Angaben zum „Blade Gap", gemessen habe ich einen Klingenspalt von 0,7 bis 0,75 Millimeter. Das klingt nach einem minimalen Unterscheid zum 23c, aber es ist einer, den Sie spüren werden.

Wie der 23c ist auch der R89 Grande ein klassischer Drei-Teiler (Griff, Kammplatte und Kopfplatte) mit kurzer Verschraubung und durchgängig glanzverchromt. Der Mühle-Rasierer fühlt sich für meinen Geschmack etwas wertiger an.

Beide Rasierer sind für den Einstieg auch deshalb gut geeignet, weil Sie im Laufe der Zeit auf ihnen aufbauen können. Es ist durchaus möglich, dass Ihnen diese Hobel irgendwann einfach zu mild sind oder Sie für das Rasieren eines Dreitagebarts lieber eine gezahnte (offene) Kammplatte hätten. Bei dem Mühle-Modell bietet der Hersteller entsprechende Köpfe und Kämme auch einzelnen an (bei dem Merkur sind sie untereinander immerhin austauschbar, aber nicht einzeln ohne Griff zu erwerben).

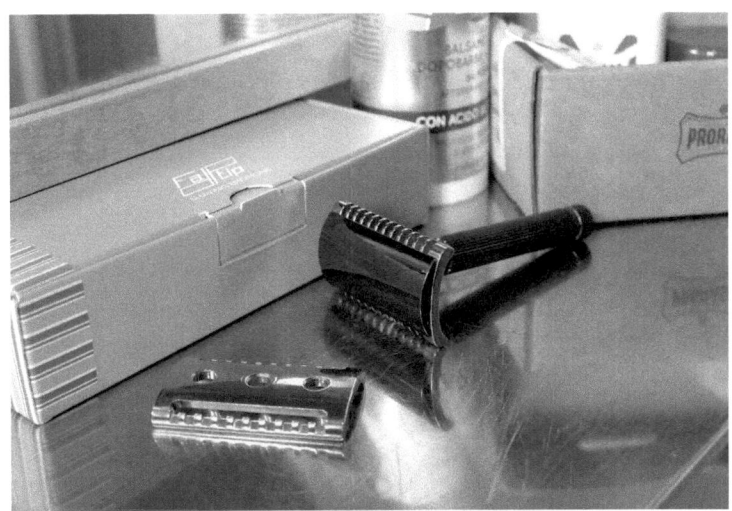

Bei vielen Herstellern passen die Griffe mit verschiedenen Kopf- und Kammplatten zusammen. Der „Piccolo" des italienischen Herstellers Fatip wurde in der „special edition" gleich mit zwei Kammplatten angeboten, einer geschlossenen (vorn im Bild) und einer gezahnten (montiert). Auch bei Mühle und Merkur sind die Griffe mit verschiedenen Köpfen zu verwenden. Sie sollten jedoch keine Bauteile verschiedener Hersteller vermischen. Dabei können Gewinde und Schrauben Schaden nehmen und brechen.

Was Sie für den Anfang meiden sollten

Wie gesagt: Der 23c und der R89 sind nur zwei Beispiele aus der riesigen Auswahl an Hobeln, die der Markt bietet. Von ein paar Varianten rate ich Ihnen aber für den Einstieg ab. Das betrifft vor allem die Köpfe der Rasierer. So sollten Sie anfangs keine offene Kammplatte wählen, weil Ihnen das mehr direkten Klingenkontakt beschert, als Ihnen zu Beginn lieb sein kann. Auch Torsions- Köpfe (der Kopf ist für einen Schrägschnitt designed, den unter den Fortgeschrittenen nur die Waghalsigsten jemals ausprobieren) sind nichts für Sie.

Ob der Rasierer dagegen eine geschlossene Kopfplatte mit kurzer oder langer Verschraubung oder aber einen „Butterfly"-Verschluss (im Englischen auch als TTO = „Twist to open" bezeichnet) hat, ist reine Geschmackssache. Die Mechaniken von Butterfly-Verschlüssen sind häufig störanfällig und nicht sonderlich reinigungsfreundlich. Persönlich mag ich sie sehr, aber ich empfehle sie Ihnen nicht.

Die Finger lassen sollten Sie zunächst auch von allen „günstigen" China- Angeboten im Internet oder dem Plastik-Hobel „Wilkinson Classic", der praktisch in jedem deutschen Supermarkt hängt. Da hängt er gut; belassen Sie es dabei. Und auch von einem meiner Lieblings-Hobel, dem einstellbaren Merkur „Futur", rate ich Ihnen für den Anfang ab. In einem Zeitungsartikel habe ich einmal geschrieben, das sei der Weber-Grill unter den Rasierhobeln. Dabei bleibe ich. Ein Weber-Grill bringt Ihnen jedoch nicht das Grillen bei (etwas, das ich bis heute nicht kann und wohl auch nicht mehr lernen werde).

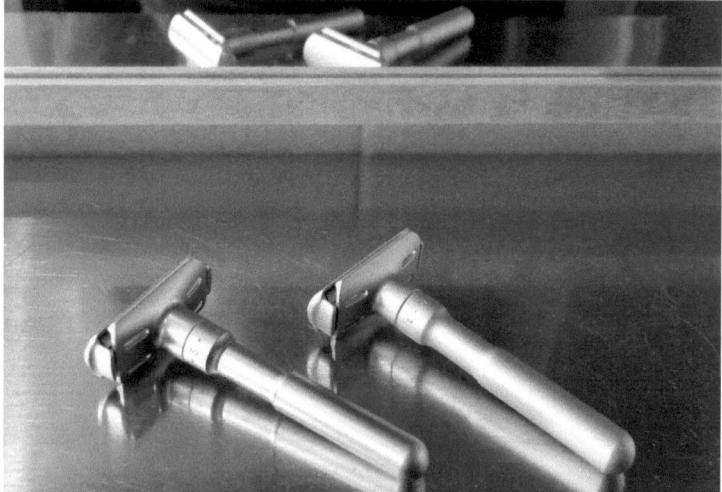

Der „Futur" von Merkur (rechts) und ein chinesischer Clone von „QShave", beide in mattverchromter Ausführung. Das Original kostet je nach Bezugsquelle zwischen 60 und 90 Euro, den Clone gibt es bereits für unter 20 Euro. Ich habe ihn lediglich zu Vergleichszwecken gekauft, werde ihn jedoch wohl nicht benutzen. Er hat knapp 30 Prozent weniger Gewicht (der „Futur" bringt ca. 120 Gramm auf die Waage) und ist sehr schlecht ausbalanciert. Was gravierender ist: Der Klingenspalt weist am mir vorliegenden Modell (eigene Messung) auf vier Zentimetern eine Abweichung von 0,23 Millimetern auf. Damit sind Schnitte während der Rasur praktisch programmiert.

Der Merkur Futur, von dem es zahllose Clone gibt (das Design ist von 1986, Patente und Geschmacksmusterschutz sind längst abgelaufen), ist ein „Adjustable". Das ist eigentlich (aus meiner Sicht) eine sehr gute Wahl, aber in guter Qualität eigentlich zu teuer, wenn Sie nicht wissen, ob Sie bei der Nassrasur bleiben. Bei den „Adjustables" können Sie den Klingenspalt vergrößern und verkleinern, sich nach gängiger Darstellung also „milder" oder „aggressiver" rasieren. Wenn Sie an dieser Stelle „Ja, ich will!" ausrufen, wäre meine Kaufempfehlung dennoch nicht der Futur, sondern der Merkur Progress (die Fotos zur Hobel-Geometrie im folgenden Abschnitt sind mit diesem Rasierer gemacht).

Ihr erster Rasierer sollte weder unter- noch übergewichtig sein (40 Gramm sind zu wenig, 120 Gramm zu viel), keinen zu kurzen Griff haben - und Ihnen einfach gefallen. Wenn möglich (ich wiederhole das immer und immer wieder), kaufen Sie ihn deshalb nicht im Internet, sondern im Fachhandel oder einer gut sortierten Parfümerie, damit Sie ihn in die Hand nehmen können. Geben Sie lieber nicht mehr als 50 Euro aus. Sie brauchen keinen Holzgriff, kein schickes Set mit Ständer und Pinsel, sondern bloß ein solides Gerät mit einer funktionierenden Geometrie (dazu mehr im nächsten Abschnitt).

Mind the Gap - Die Geometrie des Rasierhobel-Kopfes

Bei der Auswahl des oder der richtigen Hobel zum Einstieg in die klassische Nassrasur kommt es in Wahrheit nicht so sehr auf die Optik des Rasierers an, sondern darauf, ob er Ihnen einen guten Einstieg in klassische Nassrasur ermöglicht oder nicht. Bei den Informationen, die Sie dazu wirklich bräuchten, sind die Hersteller und Händler leider nicht sonderlich hilfreich. Bestimmte technische Daten rücken sie nicht heraus, so dass Sie als Kunde auf genau die Erfahrungswerte angewiesen sind - die sie nicht haben. Was Sie dazu in den einschlägigen Internet-Foren finden können, ist für den einen hilfreich - und für den anderen eben nicht. Für mich war jeder Hobel-Kauf über Jahre immer ein Überraschungsei nach dem nächsten: Ich wusste nie, was ich bekam.

Drei Infos, die Sie über die Geometrie Ihres Rasiers eigentlich haben sollten (aber nur schwer bekommen werden):

- o Wie groß ist das **„Blade Gap"**, das Spaltmaß zwischen Klingenspitze und Schaumkante?
- o Wie weit ist die Klingenspitze über die Null- Linie zwischen Kopf und Schaumkante hinaus exponiert (**„Blade Exposure"**)?
- o In welchem Winkel befindet sich die Klinge im Verhältnis zur Null-Linie zwischen Kopf und Schaumkante (**„Blade Angle"**)?

Das klingt jetzt eher abtörnend und sehr technisch, ich weiß. Diese drei Daten sind - neben Klinge, Schaum und Vorbereitung - aber absolut entscheidend für Ihr tägliches Rasurerlebnis. Vor allem sind sie messbar (im Gegensatz zur Klingenschärfe, für die es überhaupt kein anerkanntes Messverfahren gibt).

Gehen wir daher die drei Größen einmal der Reihe nach durch.

a) Klingen-Spaltmaß (Blade Gap)

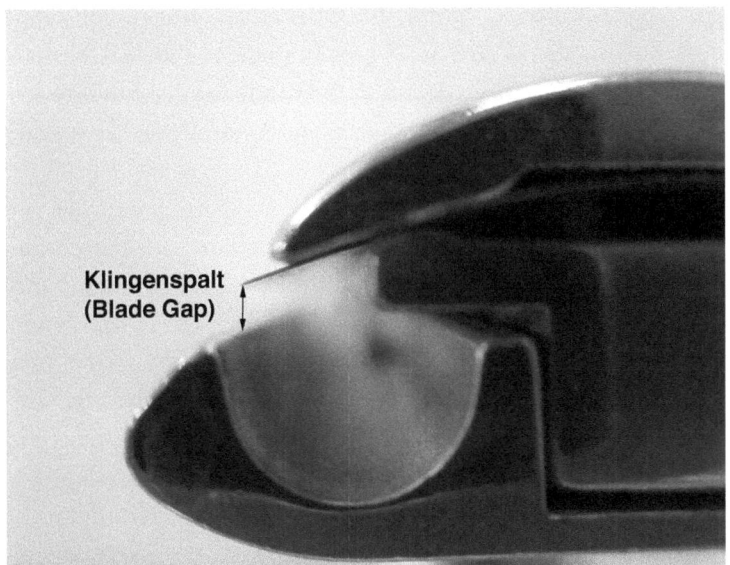

Stark vergrößerte Ansicht des verstellbaren Klingenspalt am Modell „Merkur Progress". Das hier abgebildete „Gap" ist ca. einen Millimeter groß und wäre damit schon als relativ aggressiv einzustufen.

Ob ein Rasierer aggressiv oder mild ist, hängt nach gängiger Auffassung vor allem von dem Spaltmaß zwischen der Klingenspitze und der Schaumkante ab: Je kleiner, desto sanfter, und je größer, desto aggressiver. Das trifft in der Regel nach meinen Erfahrungswerten auch weitgehend zu. Ein Ärgernis: Dieses Spaltmaß (Englisch: Blade gap) finden Sie in fast keiner Verkaufs- oder Herstellerangabe. Wenn Sie „Blade Gap" im Internet googeln, finden Sie vor allem auf US-Seiten jede Menge Tabellen, die gängige Sicherheitsrasierer nach dem Spaltmaß zwischen Klingen-Spitze und Schaumkante als eher mild oder eher aggressiv einstufen.

Mein Vorschlag wäre erstens IMMER: Kaufen Sie Ihren ersten Hobel im Fachhandel, nicht im Internet. Falls es an

Ihrem Wohnort keinen Fachhändler mehr gibt, fahren Sie ein paar Kilometer. Rufen Sie vorher an, fragen Sie nach dem Sortiment. Wenn Sie Tipps brauchen: Für NRW mailen Sie mir gern; für alle anderen Bundesländer besorge ich Ihnen Empfehlungen aus einschlägigen Facebook-Gruppen.

Wenn Sie es ganz genau wissen wollen, dann geben Sie vor dem Hobel- Kauf 5 bis 12 Euro für einen „Fühlerlehren-Satz" aus. Das ist ein Fächer dünner Metallscheiben, mit dem Sie Spaltmaße nachmessen können (falls der Fachhändler Ihnen das im Geschäft erlaubt). Wir reden hier über Unterschiede unterhalb des Millimeter-Bereichs, die aber wirklich einen Unterschied machen. So besteht die Möglichkeit, die Aggressivität des Rasierers einzustellen, bei den beiden wichtigsten deutschen Adjustable-Modellen - dem Merkur Futur und dem Merkur Progress - ausschließlich darin, dass Spaltmaß zwischen Klingen-Spitze und Schaumkante verändern zu können.

Falls Sie sich schon als Einsteiger für einen solchen „Adjustable" entscheiden wollen, was sehr viel Sinn macht, wenn Sie sich zum Beispiel nicht oder noch nicht täglich rasieren wollen oder können, wäre mein Tipp: Lieber den Merkur Progress als den Merkur Futur kaufen. Im Design-Vergleich sieht der Progress zwar aus wie ein Rollator fürs Gesicht (vor allem der Krankenkassen-farbene Einstell-Knauf am Griff ist eine ästhetische Zumutung), aber er ist bereits in der Null-Stellung sehr viel sanfter als der Futur.

Wie gesagt: Das Spaltmaß zwischen Klinge und Schaumkante ist nur ein Indikator. Alle übrigen werden in den einschlägigen Publikationen meiner Meinung nach vor allem deshalb gern ignoriert, weil die Autoren weder willens noch überhaupt technisch in der Lage wären, sie zu testen und zu beschreiben. Meiner (zugegebenermaßen unmaßgeblichen) Meinung nach sind zur Beurteilung der Aggressivität eines Rasierers die Messgrößen Klingen-Exposition und Klingen-Winkel viel entscheidender als das „Blade Gap".

b) Klingen-Exposition (Blade Exposure)

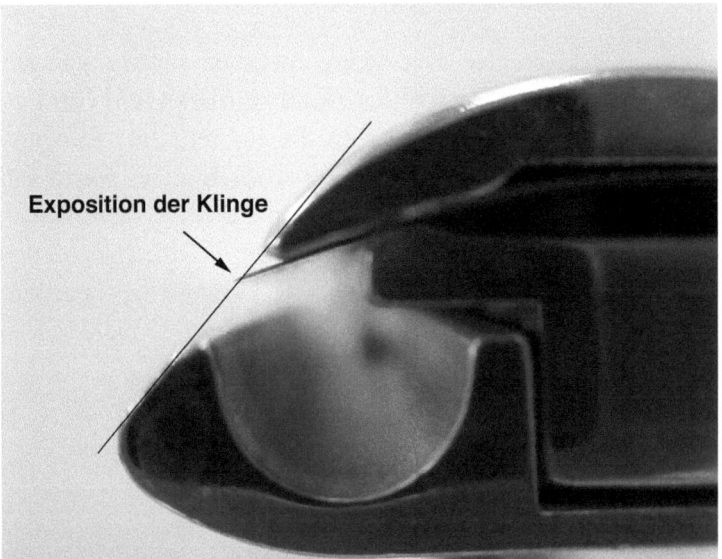

Stark vergrößerte Ansicht des Klingen-Überstands im Verhältnis zur Ideallinie zwischen Kopf- und Kammplatte. Bei sehr milden Rasierern ist die Exposition negativ.

Wenn Sie Ihren Rasierer ohne Klinge in einem 30-Grad-Winkel ansetzen, erfassen sie genau den Bereich zwischen Kopfplatte und Schaumkante, in dem eine dazwischen eingespannte Klinge überhaupt irgendeine Wirkung zeigen kann. Die Wirkung hängt - nach meiner Auffassung - weit weniger davon ab, wie groß das Spaltmaß zwischen Klingenspitze und Schaumkante ist (also dem sogenannten Blade Gap), sondern wie weit die Klinge über die Linie zwischen Kopfplatte und Schaumkante hinausragt.

Das ist ohne Hersteller-Angaben sehr schwer nachzumessen (beim Kauf schon gar nicht), aber in der Kombination mit praktischer Erfahrung erklärt es, warum der Merkur „Futur" nach Spaltmaß-Definition einer der aggressivsten Rasierhobel auf dem Markt ist, in der Praxis aber auch relativ sanfte Rasur-Ergebnisse abliefern kann.

Wenn der Hersteller dazu keine Angaben macht, können Sie als Laie lediglich nach dem Kauf mit der Hilfe von Fotos und relativ komplizierter Rechnerei die Klingen-Exposition herausfinden. Ich frage mich immer: Wenn die coolen Jungs von tatararazors.com in Portugal diese Angaben vorbildlich auf ihrer Homepage veröffentlichen (deren Rasierer ist übrigens super) – wieso können das deutsche Hersteller wie der europäische Marktführer Dovo/Merkur oder Mühle nicht?

c) Klingen-Winkel (Blade Angle)

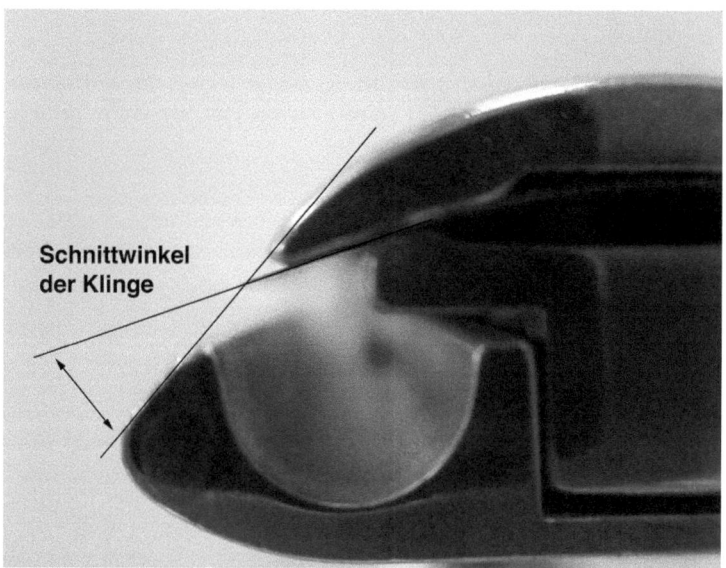

74

Der Schnittwinkel ergibt sich aus dem Verhältnis des Klingen-Winkels zur Ideallinie zwischen Kopf- und Kammplatte. Je größer der potentielle Schnittwinkel ist, desto leichter finden Sie beim Ansetzen einen Winkel, in dem Sie noch rasieren können. Gleichzeitig erhöht dies natürlich auch die Verletzungsgefahr.

Die dritte Komponente ist der Klingen-Winkel: Steht der Grat der Klinge eher senkrecht oder eher gebogen zur Haut? Darüber machen die meisten Hersteller gar keine Angaben. Dabei ist das natürlich eine ganz entscheidende Größe für den Rasurvorgang und das Ergebnis.

Soweit ich es beurteilen kann, beträgt der Blade Angle bei vielen Rasierern zwischen 26 und 22 Grad. Je weiter die Klinge zwischen Kopfplatte und Kamm geneigt ist, desto geringer ist der Winkel. Das mag sich sanft anfühlen, vor allem schränkt es aber die Anwendbarkeit Ihres Rasierers ein. Je geringer der Klingelwinkel ist, desto weniger frei sind Sie bei der Handhabung, oder anders ausgedrückt: Ihr Rasierer gibt Ihnen sehr deutlich vor, wie Sie ihn zu halten haben.

Wie alles mit allem zusammenhängt

In etlichen Internet-Foren finden Sie immer wieder die Angabe, bei den „Adjustables" (also verstellbaren Rasierern) werde durch die Einstellung der Klingen-Winkel verändert. In Bezug auf den sehr beliebten „Futur" von Merkur wie auch den hier angemeldeten Kopf des Merkur „Progress" ist das schlicht falsch. Bei beiden Rasierern bleibt der Klingelwinkel in jeder Einstellung unverändert. Was sich vergrößert bzw. verkleinert, ist das „Gap" zwischen der Schaumkante und der Klingenspitze. Dadurch verändert sich jedoch gleichzeitig der Schnittwinkel - und auch die Klingenexposition. Je größer das Gap, desto größer ist - bei unveränderter

Klingenlage - auch der Schnittwinkel und in der Regel die Klingenexposition.

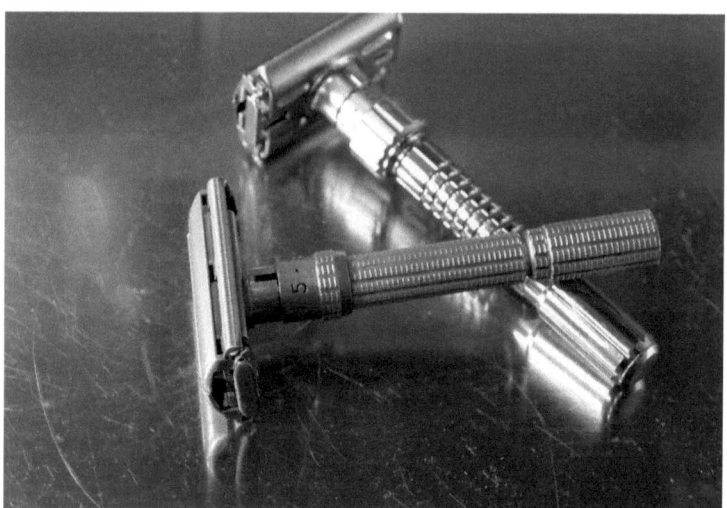

Die Mutter aller einstellbaren „Safety Razor": Der „Adjustable" von Gillette (hier das Modell Slim, hergestellt im Sommer 1966), darunter ein aktueller China-Hobel nach dem gleichen Konstruktionsprinzip. Zwischen beiden Rasierern liegen nicht nur 50 Jahre, sondern auch 50 Euro Preisunterschied. Chinesische Klingenrasierer dieser Bauart bekommen Sie von den Hersteller teils schon für 12 Euro – inklusive Versand. Ein Gillette Adjustable in gutem Zustand dürfte für unter 65 Euro schwer zu bekommen sein. Gillettes Idee war, auf dem Weltmarkt mit einem einzigen statt mit vielen Modellen präsent zu sein. Den Adjustable konnte jeder Mann so einstellen, wie es für seinen Bart und seine Haut passte. Dazu wurde mit dem Ziffern-Rad unter dem Rasierkopf der Klingenspalt verkleinert (Stufe 1) oder vergrößert (Stufe 9). Der Butterfly-Verschluss wurde mit dem zweiten Drehmechanismus am Fuß des Griffs geöffnet und geschlossen.

Das gilt auch für die bis heute beliebten um im Internet teils zu hohen (und nicht immer gerechtfertigten) Preisen gehandelten „Adjustables", die Gillette zwischen 1955 und 1988 hergestellt hat. Bei allen gängigen Adjustables, bei denen die Einstellbarkeit nicht auf dem Tausch der Kamm-Platten beruht (wie zum Beispiel bei Rockwells Rasierer 6c), gilt: Bei niedrigen Einstellzahlen ist die Klinge weniger frei-gestellt, größere Einstellzahlen stellen die Klinge freier und erhöhen den Rasierwinkel.

Der kleine kanadische Hersteller Karve shaving bietet einen Adjustable- Rasierer namens „The Christopher Bradley" an. Fans von Marvel Comics und insbesondere der X-Men werden den Namen für einen Adjustable als sehr passend erachten, denn es ist der Name eines jungen Comic-Mutanten (früher als Bolt and Maverick bekannt). Der Firmen-Inhaber Chris Kirchen erklärte jedoch gegenüber sharpologist.com, Christopher sei schlicht sein Vorname und Bradley der eines Freundes, der ihn zur klassischen Nassrasur gebracht habe. Wie auch immer. Karve shaving bietet den Rasierer mit sieben verschiedenen Kammplatten-Stärken an, die jeweils nicht nur zu einem anderen Spalt-maß, sondern auch zu einer anderen Exposition führen. Bei den sanftesten Kammplatten ist die Klingenexposition sogar negativ, wie sie an der Tabelle sehen (die Daten habe ich von der Website der Karve shaving Co. übernommen und nicht nachgemessen):

Kammplatte	Klingen-Spaltmaß	Klingen-Exposition
AA	gap = 0.47mm	exposure = negative 0.07mm
A	gap = 0.60mm	exposure = negative 0.02mm
B	gap = 0.73mm	exposure = zero
C	gap = 0.85mm	exposure = positive 0.09mm
D	gap = 0.98mm	exposure = positive 0.13mm
E	gap = 1.10mm	exposure = positive 0.17mm
F	gap = 1.23mm	exposure = positive 0.22mm

Falls Sie sich nun fragen, wie sich man mit einer negativen Klingen-Exposition - also einer Klinge, die gar nicht über die Linie von Kopf- und Kammplatte hinausragt - überhaupt rasieren kann: das geht. Denn in der Rasur-Praxis haben Sie an den meisten Stellen Ihres Gesichts immer Hautkontakt mit beiden Kanten. Es reicht dann schon minimaler Druck durch das Eigengewicht des Rasierers, um mit der Klinge Hautoberflächen-Kontakt zu haben. Auch die 0,22 Millimeter Exposition in der „aggressivsten" Variante klingen vielleicht nicht nach viel. Wenn Sie berücksichtigen, dass Ihr Bart pro Tag nicht einmal rechnerisch mehr als 0,4 Millimeter wachsen kann, dann sind 0,22 Millimeter schon recht ordentlich.

Die Klingen

Gleiches wie für Ihren ersten Hobel gilt auch für die Klingen: solide reicht. Allerdings ist es bei den Klingen für Sie (wie für alle anderen auch) kaum zu erkennen, was hier unter „solide" fällt, was richtig gut ist - und was schlichter Schrott in geöltem Papier ist. Im stationären Handel haben Sie zudem kaum die Wahl. Im Super- oder Drogeriemarktregal werden Sie nicht viel finden: Dort hängt in der Regel die „Wilkinson Sword"-Klinge und eine Eigenmarke. Bei keiner der Klingen können Sie mühelos feststellen, woher sie eigentlich stammt.

Die Zahl der Hersteller klassischer Doppelklingen in Deutschland hat sich mit dem Siegeszug der Systemrasierer drastisch reduziert. Einige Solinger Traditionshersteller bieten unverändert ihre eigenen Klingen an, so zum Beispiel Dovo (Merkur), die sogar eine neue unter ihrem Namen Dovo einführen. Wilkinson hat inzwischen so viele Teile seiner Produktion von Solingen nach Tschechien verlagert, dass viele Nutzer in den einschlägigen Foren zweifeln, woher der eisgehärtete und beschichtete Stahl eigentlich stammt, der da im Supermarkt hängt. Die beiden einzigen mir noch bekannten größeren Fabriken für Rasierklingen in Deutschland sind die frühere Feintechnik GmbH Eisfeld (seit 2014 Harry's) in Thüringen und die Medyna Raiserklingenfabrik GmbH in Solingen. Beide Werke fertigen für Dritte, vor allem für Handelsmarken, aber was woher genau stammt, ist schwer herauszufinden.

Es gibt im Bereich der klassischen Rasierklingen kaum noch wirkliche Innovationen. Bereits vor dem Zweiten Weltkrieg erreichten die Hersteller Bandstahl-Walzungen von 0,06 Millimetern Stärke. Viel dünner konnte es von da an nicht mehr werden, es blieben die Probleme der abnehmenden Schärfe und die Anfälligkeit für Rost. Die Klingenschärfe war länger zu erhalten, wenn die Klingen „eisgehärtet" wurden. Die ersten rostfreien Klingen in Masse stellte Wilkinson erst nach dem Zweiten Weltkrieg auf Basis der Ursprungsidee des berühmten „V2A"-Stahls unter Hinzufügung von Chrom und Nickel zum Edelstahl her. In den 60er Jahren kam dann noch die Beschichtung mit Teflon hinzu, die dem Klingengrat mehr Gleichmäßigkeit verleihen soll.

Eine sehr technische, sehr ausführliche und zugleich für Laien (wie mich) sehr lesenswerte (sogar ich habe das verstanden, vor allem aber Spaß daran gehabt) Beschäftigung mit dem Thema finden Sie in dem erwähnen Buch von Klaus Urban zu Materialwissenschaft und Werkstofftechnik. Die Marktführer Gillette und Wilkinson haben mit dem Systemrasierer die klassischen Klingen faktisch auf die wenigen Millimeter der Schneide reduziert, für denen Edelstahl-Legierungen und Beschichtungen ein immenser Aufwand betrieben wird, wie Klaus Urban beschreibt:

„Und diese Schneiden bestehen nicht mehr aus einem einzelnen Werkstoff, dem hochveredelten Stahl, sondern aus einem mehrschichtigen Werkstoffsystem. Der Kern dieser Werkstoffsysteme, das Substrat, auf das die Schichten aufgebracht werden, besteht nach wie vor aus rostfreiem Stahl. Zunächst wird darauf eine Zwischenschicht aufgebracht, die Niob, Chrom oder auch Platin enthält. Sie soll die darauffolgende harte, korrosionsbeständige Schicht, die nicht aus Metall, sondern Kohlenstoffwerkstoffen wie Diamant oder Diamant-ähnlichem Kohlenstoff besteht, gut haftend mit dem Grundwerkstoff verbinden. Schließlich wird das Ganze noch mit Chrom oder einer Chromlegierung sowie mit einer Deckschicht aus Teflon überzogen, die für eine sanfte Rasur sorgt, wie es die Werbung verspricht, und das Ausbrechen der Schneidkante minimiert."

In einer Grafik (hier leicht verändert wiedergegeben) hat Urban die verschiedenen Schichten (extrem dünn und hier nicht maßstabsgetreu) auf dem Edelstahl-Kern dargestellt:

Vier Schichten ummanteln den Klingen-Kern

Sperrschicht aus Schwermetall
(Niob), teils Chrom bzw. Platin

„Diamant"-Schicht
(bzw. ähnlicher Kohlenstoff)

Edelstahl-Kern

Äußere Schicht:
Teflon (PTFE)

Schicht aus Chrom
(und/oder Platin)

Stark vergrößerter Beschichtungsschema des Grats einer Rasierklinge, die in der Regel weniger als einen Millimeter dick ist.

Von diesen chemischen und physikalischen Verbesserungen profitieren am Ende auch die klassischen Doppelklingen - nur wissen wir als Nutzer nicht, in welchem Umfang und mit welchem Ergebnis. Mein Vorschlag wäre: Beginnen Sie mit den Wilkinson-Klingen aus dem Super- oder Drogeriemarkt. Das sind weder die schärfsten auf dem Markt noch die schlechtesten, es sind weder die teuersten noch die preiswertesten. Zu den Eigenmarken der Handelsketten kann ich nicht viel sagen, da ich sie nach einem sehr blutigen Experiment vor Jahren nie wieder ausprobiert habe. Das heißt aber nichts. Aktuell (Frühjahr 2019) bekommen in einigen Foren die Klingen von Rossmann gute Kritiken, und das durchaus von Freuden der Nassrasur mit Erfahrung, Stil und Geschmack.

Wechseln Sie häufig die Klinge, nicht die Sorte

Sie werden irgendwann beim Surfen über die einschlägigen Websites und Foren auf die fast mythisch verehrte „Feather"-Klinge aus Japan stoßen. Dabei werden Sie die Warnung finden, sie sei für Anfänger viel zu scharf - und eine Seite weiter den Hinweis, dass das für Anfänger genau richtig sei. Irgendwer dort kennt auch die einzig wahre Klinge. All das können Sie glauben oder es sein lassen. Was Sie definitiv nicht machen müssen: Die Klingen vom gleichen Hersteller wie dem Ihres Hobels verwenden; manchmal passen Hobel und Klingen aus dem gleichen Haus noch nicht einmal sonderlich gut zusammen.

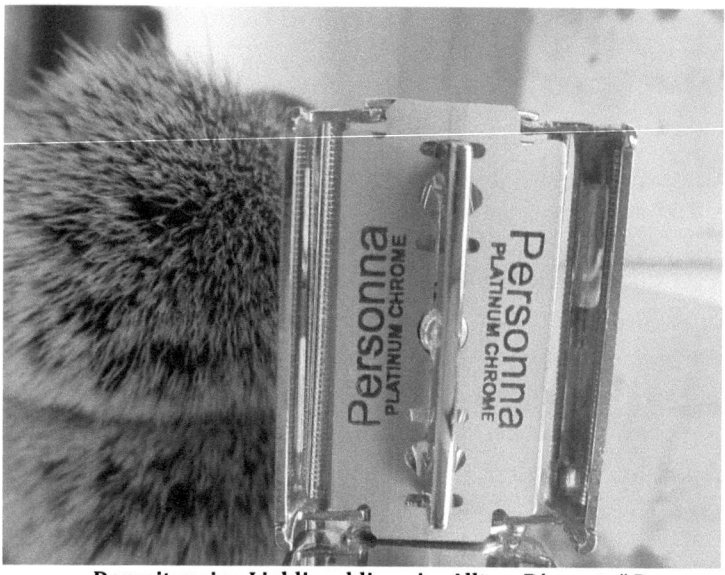

Derzeit meine Lieblingsklinge im Alltag: Die „rote" Persona aus israelischer Herstellung. Dass es sich um die „rote" handelt, kann man auf der Klinge selbst (hier in einem Rasierer-Modell „Tradition" von Erbe mit Butterfly-Verschluss) nicht erkennen, sondern nur an dem roten Schriftzug auf dem Klingen-Päckchen. Der Preis liegt zum Beispiel bei nassrasur.com gestaffelt von 1,20 bis 2,10 Euro je nach Abnahmemenge für jeweils 10 Klingen.

Meiner Erfahrung nach kommt die Feather FH-10 am Anfang wirklich sehr scharf daher, lässt aber auch schnell nach. Die Timor-Rasierklinge (Giesen & Forsthoff, Solingen) behält dagegen länger ihre Schnitthaltigkeit. Völlig nichtssagend finde ich persönlich die Mühle-Klingen, gut gefallen mir die von „Erbe" (Becker-Manicure, Solingen) und auch die von Merkur (Dovo, Solingen). Meine derzeitige Alltagsklinge ist die sogenannte „rote" Persona-Klinge aus israelischer Herstellung (die „blaue" Persona kommt aus den USA). Irgendwer wird Ihnen sicher auch „Derby" oder „Astra" empfehlen, vielleicht auch die russische „Voskhod".

Ein Teil dieser Empfehlungen basiert schlicht darauf, dass die Tipp-Geber sich ein aggressiven Hobel zugelegt haben, den sie nun mit einer harmlosen Klinge herunter dimmen, oder der Hobel für eine milde Rasur gebaut ist und nun mit rabiaten Klingen gepimpt werden soll. So sind die Feather-Hobel sehr sanft, die Klingen dazu sehr scharf. Das Ergebnis ist eine Rasur, die ich persönlich großartig finde. Für meinen Alltag ist das aber nichts, denn die Kombination erfordert (bei mir) die Konzentration einer japanischen Tee-Zeremonie. Ich bin morgens aber eher der Typ „Scheiß auf Frühstück, zwei doppelte Espresso, drei Zigaretten, die Zeitungen und nicht so viel reden, bitte". Daher bleibe ich lieber bei einem mittel-aggressiven Mühle- oder Merkur-Hobel mit der mittel-aggressiven roten „Persona"-Klinge.

Was viel wichtiger als all diese völlig individuellen Geschmacksfragen ist: Fangen Sie mit einer Klinge an - und bleiben Sie erst einmal bei ihr. Gerade am Anfang sollten Sie nicht zu viele verschiedene Varianten ausprobieren. Wichtiger wäre, die einzelne Klinge zunächst nicht zu lange zu benutzen. Vier Rasuren - und dann eine frische. Wenn Sie Ihre Klinge bei diesen vier Rasuren ordentlich behandeln (dazu später mehr), können Sie nach acht Tagen sagen, ob Ihre gewählte Kombination von Klinge und Hobel passt oder nicht. Wenn Sie mit einer frischen Klinge eine schnittfreie Rasur hinbekommen, dann aber plötzlich kleine Mikroschnitte auftauchen - dann ist die Klinge hin. Das ist sie übrigens auch, wenn Sie sie mit irgendetwas abwischen.

Wenn Sie gerade erst mit der klassischen Nassrasur beginnen, sollten Sie Klingen auf keinen Fall - weil es doch so günstig ist - bei Ebay kaufen. Was da zum Teil unterwegs ist, wollen Sie nicht im Gesicht haben. Weil der stationäre Handel allerdings wirklich etwas dünn sortiert ist, empfehle ich Ihnen (übrigens für alles, was mit Rasur zu tun hat) im Internet den Shop von Stefan Peter Wolf in Kiel: www.nassrasur.com. Auch das dortige Forum kann ich als Fundgrube für Tipps rund um die klassische Nassrasur wärmstens empfehlen.

Die Schärfe verlängern

Der Däne Morten Kjeldsen Andersen ist einer von vielen, die das Geheimnis geknackt haben, wie man in der physikalisch begrenzten Kombination von Eisen mit möglichst wenig Kohlenstoff, ganz wenig Silicium und Mangan, reichlich Chrom, Nickel und irgendwelchen Verunreinigungen (vulgo: Klingenstahl) etwas verlängert, für das es glücklicherweise keine physikalische Messgröße gibt: die Schärfe. Sie finden dazu Dutzende Erfindungen und Apparate im Internet. Manche versprechen ihnen bis zu 500 Rasuren aus einer einzigen Klinge. Morten Kjeldsen Andersens Ansatz kommt offenbar der Schweizer National-Macke entgegen, viel Lebenszeit mit Putzen zu verbringen. Der Schweizer Hausfrauenbund fand vor Jahren heraus, dass eine Schweizerin im Laufe ihres Ehelebens eine Fläche von der Größe Australiens putzt. In Hotels klauen Schweizer mit Vorliebe

Waschlappen, sagen Tourismus-Verbände, und „Asterix bei den Schweizern" bestätigt das alles. Jedenfalls verkauft ein Schweizer Unternehmen eine Morten-Kjeldsen-Andersen-Erfindung, die die Schärfe einer Klinge für 150 Rasuren erhält, indem sie die Klingen putzt.

Ich denke, Sie ahnen, was ich von derlei Mumpitz halte: ungefähr so viel wie von dem Aberglauben, es helfe dem Klingengrat, wenn man die Schneide auf einer Jeans oder dem Handballen „abziehe". Mein absoluter Lieblings-Aberglaube ist jedoch der von der „Pyramiden-Energie". Der tschechische Radiotechniker Karel Drbal reichte in Prag 1949 einen Patentantrag für das Verfahren ein, Rasierklingen durch schlichte Aufbewahrung in einer Papp- Pyramide scharf zu halten. Dank der „Pyramidenenergie", so Drbal, könne man sich mit einer einzelnen Klinge dann mehr als 100 mal rasieren. Das Patent wurde auch tatsächlich erteilt, siehe hier:

Třída 18 c 8 50
       69 20 02

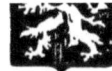

Vydáno 15. srpna 1959
Vyloženo 15. ledna 1959

PATENTNÍ SPIS č. 91304

Právo k využití vynálezu přísluší státu podle § 5 odst. 6 zák. č. 34/1957 Sb

KAREL DRBAL, PRAHA

Způsob udržování holících nožíků a břitev ostrými

Přihlášeno 4. listopadu 1949 (P 2399-49)
Platnost patentu od 1. dubna 195"

Kopf des 1949 beantragten Prager Patents auf eine Pyramide aus Pappe, die Einfluss auf die Schärfe von Rasierklingen haben soll...

Nun würde ich natürlich niemals ein Dokument des Prager Patentamts anzweifeln, zumal ich die Wirksamkeit von Pyramiden aus Pappe während meines Studiums selbst erlebt habe. Ein Kommilitone durfte in der Abwesenheit seines Mitbewohners die Stereoanlage in dessen Zimmer benutzen, die einen beeindruckenden Klang hatte. Auf den vier gigantischen Lautsprecher-Boxen standen passgenaue Pyramiden aus Pappe. Mein Kommilitone war überzeugt, dass diese Pyramiden den Effekt von Akustik-Segeln hatten, zumal sein Mitbewohner Physik studierte. Nach dessen Rückkehr klärte dieser meinen Kommilitonen über die Pyramiden und ihre Funktion auf: „Die stehen da, damit du keine Kaffeetassen oder Gläser auf meine Boxen stellen kannst."

Der Grat wächst in der Ruhe

Schärfe ist vergänglich, und daran ändert keine Pyramide und kein sonstiger Firlefanz etwas. Wenn Sie sich in Solingen einmal mit alten Schleifern unterhalten, werden Sie allerdings auf die handwerklich geprägte Überzeugung treffen, dass der Grat (also die Schneide) in der Ruhe „wächst". Damit ist gemeint, dass bei so dünnen Schneiden wie Rasierklingen oder Rasiermessern der Grat sich nach dem Gebrauch von selbst wieder etwas aufrichtet, wenn man ihm die Zeit dazu lässt. Deshalb raten viele Klingenhersteller bis heute, die Klinge (und vor allem ein Rasiermesser) nach Gebrauch mindestens 24 Stunden oder mehr ruhen zu lassen. An dieser Erfahrung ist sicher etwas dran, aber auch Ruhe bringt durch Benutzung verlorene Schärfe nicht zurück.

Das ist eine gute Gelegenheit, kurz zu erklären, warum dieses Buch die Rasur mit dem Rasiermesser nicht behandelt: Natürlich erreicht man mit einem sehr guten Rasiermesser sehr gute Ergebnisse. Mein Verdacht ist: Es gibt im wirklichen Leben weitaus mehr durch falsche Behandlung und mangelnde Pflege zerstörte, verstumpfte und ausgefranste als wirklich funktionierende Rasiermesser. Da kann man auch gleich einen Gurkenhobel nehmen. Selbst eine Billig-Rasierklinge ist schärfer als ein falsch behandeltes Rasiermesser. Ein Rasiermesser richtig zu pflegen und zu benutzen, ist einer Meinung nach zu aufwändig für eine tägliche Nassrasur in mit einem vertretbaren Aufwand.

Wenn Sie sich dafür interessieren (kann ja am Wochenende mal ganz nett sein), sollten Sie sich nicht gleich ein Messer in der Preisklasse ab 250 Euro aufwärts zulegen, sondern eine preisgünstige „Shavette" mit auswechselbarer Klinge. Sie funktioniert genau so wie ein Rasiermesser, ist aber erheblich günstiger. Wenn Sie daran Gefallen finden, können Sie Ihr Hobel-Hobby immer noch um sündhaft teure Luxus-Artikel erweitern. Für die Alltagsrasur kann ich nichts davon empfehlen.

Schale und Pinsel

Natürlich können Sie zum Aufschlagen der Creme tolle Schalen aus Edelstahl, Keramik, Porzellan oder auch Holz erwerben, die preislich gern bei 25 Euro aufwärts liegen. Für den Anfang tut's aber auch eine Kaffeetasse, ein Boule oder eine Müslischale aus der häuslichen Küchenschrank. Einzige Voraussetzung: Sie sollte weder zu tief noch zu klein sein (zu groß gibt es in diesem Fall eigentlich nicht, so lange es kein Eimer ist). Am besten schaffen Sie erst den Pinsel an, dann probieren Sie, welche Schale dazu passt.

Um Pinsel, im Jargon der Rasurfreunde auch „Knoten" genannt, wird gern ein großes Gewese gemacht, und ihre Preisspanne reicht von unter drei Euro bis zu mittleren dreistelligen Eurobereichen. Diese Preise sind (teils) durchaus gerechtfertigt, aber zum Einstieg reichen die kostengünstigen Modelle aus dem Drogeriemarkt-Regal völlig. Worauf es beim Pinsel wirklich ankommt (und das kann man leider vor dem Kauf nicht ausprobieren): Er muss Wasser „ziehen". Dazu braucht man keinen Dachshaar-Silberspitz mit Chinalack-Griff, das kann auch ein moderner Synthetik-Pinsel. Die neuen Kunsthaar-Modelle von Rossmann und dm (zwischen vier und acht Euro) sind zum Beispiel erstaunlich gut.

Sie werden nicht ewig halten (wobei ich noch keinen kaputt bekommen habe), aber sie haben zum Einstieg den Vorteil, weit unempfindlicher in der Pflege zu sein als Pinsel aus Naturhaar. Der Job des Rasierschaums ist es, dass Barthaar einzuweichen, damit es leichter entfernt werden kann. Im wesentlich ist das Naturhaar des Pinsels aber auch nichts anderes als Ihr Bart. Die Empfindlichkeit der Pinsel resultiert zum einen aus der Wirkung der Seife, zum anderen aber vor allem aus der Feuchtigkeit. Das liegt vor allem daran, dass man keinen Pinsel unmittelbar nach der Rasur wirklich trocken bekommt.

Die Trocknung dauert mindestens 48 Stunden, eher länger. Bleibt ein Naturhaarpinsel feucht und schlecht belüftet, fängt er an zu vergammeln. Das geht sehr schnell. Ich habe kürzlich nach einer Reise vergessen, einen einfachen Dachshaar-Pinsel zum Trocknen und Belüften sofort aus dem Kulturbeutel zu nehmen, wo er in einem Pinselbehälter mit Belüftungslöchern lag. Als es mir nach einer Woche auffiel, war der Pinsel hin.

Vor allem, wenn Sie nur ein kleines fensterloses Bad mit schlechter Abluft haben, das sich beim Duschen in eine Tropfsteinhöhle verwandelt, ist das ein denkbar ungeeigneter Ort, um dort einen teuren Dachshaar-Pinsel aufzubewahren.

Die wesentlichen Unterschiede der Pinsel

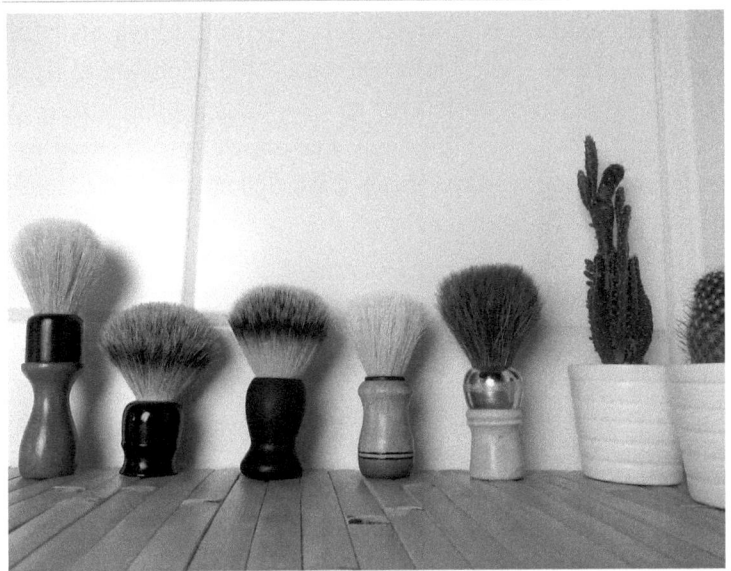

Mal wieder die Qual der Wahl von rechts nach links: Ein Pferdehaar-Pinsel von Vielong (ca. 25 Euro), ein Borsten-Pinsel einer niederländsichen Drogeriemarkt-Kette (ca. 3 Euro), ein Synthetik-Pinsel von Rossmann (ca. 4 Euro), ein Dachshaar-Silberspitz einer Eigenmarke von Karstadt/Kaufhof (ca. 54 Euro) und ein weiterer Pferdehaar-Vielong mit verlängertem Griff (ca. 25 Euro).

Dachs:

Es gibt Freunde der klassischen Nassrasur, die schwören, man könne sich eigentlich gar nicht mit etwas anderem als einem Dachshaarpinsel vernünftig einseifen. Das ist ausgemachter Unfug, zumal Dachshaar nicht gleich Dachshaar ist. Es gibt die Dachshaarpinsel in grundsätzlich drei Qualitäten, vom einfachen meist dunkelgrauen Haar („Pure Badger") über das etwas hellere (und feinere) bis zu den sogenannten „Silberspitzen" („Silvertip") aus dem Rückenhaar des Dachses.

Ich will Ihnen nicht den Spaß an dieser Pinsel-Sorte verderben, die oft mit großer Handwerkskunst hergestellt wird. Und ohne Frage ermöglichen diese sehr weichen Tierhaare eine viel schönere und ergiebigere Schaumbildung als zum Beispiel Pinsel aus Schweineborste. Bei richtiger Pflege können Sie einen ordentlichen Dachshaarpinsel gut und gern ein Jahrzehnt lang nutzen. Persönlich besitze ich selbst noch zwei Silberspitzen, aber ich werde keine neuen Dachshaarpinsel mehr kaufen.

Man muss nicht Mitglied bei Peta oder einer sonstigen Tierschutz-Organisation sein, um sich bei der Vorstellung zu gruseln, was mit den Tieren in chinesischen Dachsfarmen passiert (falls es sich nicht gleich um die illegale Tötung von Wildtieren handelt). Das ist eine sehr grausame Quälerei; die Bilder dazu wollen Sie nicht sehen - und auch nicht morgens im Kopf haben, wenn Sie mit dem Pinsel vor dem Spiegel stehen.

Das gilt übrigens auch für Kosmetikpinsel und Haarbürsten. Einige Hersteller und Händler sehen das inzwischen auch so. Der Naturkosmetik-Hersteller Braukmann, dessen Rasiercreme ich sehr gern benutze, verkauft beispielsweise seine Restbestände von Dachshaar-Pinseln gerade ab und wird danach keine neuen mehr anbieten.

Der Dachshaarpinsel gehört ohne Frage zur Tradition der klassischen Nassrasur. Ich finde, es gehört ebenfalls zur Tradition guten Stils, seine Gewohnheiten zu ändern, wenn sie sich als unanständig oder schädlich erweisen. Dachshaar-Pinsel sind großartig. Das war Schildkrötensuppe auch. Gut, dass es sie nicht mehr gibt.

Borste:

Diese Pinsel sind aus Schweinehaar. Ich weiß nicht, ob Sie schon einmal ein lebendes Schwein angefasst haben. Falls ja, brauchen Sie keine Erklärung, warum Schweine nicht gerade die Lieblingstiere im Streichelzoo sind. Die Schweineborste ist im Gesicht etwas ruppiger und massierender als das weichere Dachshaar, was nicht jeder als angenehm empfindet (ich zum Beispiel nicht). Unter Tierschutz-Aspekten sind auch Schweineborsten, die heute ebenfalls häufig aus China stammen, nicht unproblematisch. Das sind sie auch historisch nie gewesen. In einer interessanten Forschungsarbeit der Universitäten Leipzig und Halle (*Maren Bellwinkel-Schempp: Globaler Handel und lokaler Vertrieb. Zum Borsten- und Bürstenhandel in Indien und Europa. In: Orientwissenschaftlichen Hefte 16, 2004*) heißt es zur britisch-kolonial initiierten Borstenproduktion im Indien des 19. Jahrhunderts:

> *„Da alle Unberührbarenkasten Schweine hielten, war es ein leichtes, sie zur Borstenproduktion zu bewegen, die zumeist in zweimaligen sogenannten Ernten zur Sommer- und Wintermonsunzeit geschah. Den Schweinen wurden bei lebendigem Leib die Borsten ausgerissen. Doch hatte diese Produktionsmethode den Vorteil, dass die Borsten eine höhere Elastizität aufwiesen als vom toten Schwein. Sie wurden gesammelt und einmal auf Wochenmärkten – sogenannten hats – angeboten, dann auf den großen im Winter stattfindenden Viehmärkten – mela – weiter verkauft.“*

Die Autorin teilt mit, diese Tierquälerei sei ihr noch 1996 von einem amerikanischen Borstenhändler mit Schaudern erzählt worden. Ich würde ehrlicherweise nicht darauf wetten wollen, dass diese Art der Borsten-Ernte heute nicht mehr stattfindet und die damit verbundene Quälerei keinen Eingang in die „Knoten" findet, die bei uns in den Regalen liegen.

Pferdehaar:

Wenn es denn unbedingt (wie gesagt: sachlich gibt es dafür keinen Grund) ein Naturhaarpinsel sein soll, die Schweineborste Ihnen jedoch nicht behagt und Sie die Dachse lieber leben lassen, sind Rosshaar-Pinsel eine gute Alternative. Der spanische Hersteller Vielong fertigt sie zum Beispiel aus dem Haar andalusischer Pferde. Einfache Modelle gibt es bereits ab ca. 20 Euro. Das Haar fällt bei der Mähnen- und Schweifpflege an, und die Tiere sind viel zu wertvoll, um sie schlecht zu behandeln (hoffe ich jedenfalls bis zum Beleg des Gegenteils). Berichte, wonach die Pferdehaar-Pinsel einen besonders strengen Eigengeruch hätten, kann ich nicht bestätigen. Sie riechen überhaupt nicht sonderlich, schon gar nicht nach Pferd oder Stall. Die beiden Rosshaar-Vielongs meines Bestands gehören inzwischen zu meinen absoluten Lieblingspinseln.

Synthetik:

Der deutsche Pinsel-Marktführer Mühle hat mit den „Silvertip Fibre"-Knoten das Spitzenprodukt unter den Kunsthaaren im Angebot, mit dessen Kauf Sie nichts falsch machen können. Es zielt ganz klar darauf ab, eine Alternative zum echten Dachshaar darzustellen - und das tut es. Aber auch die preiswerteren Drogerie-Pinsel sind ganz ordentlich. Sie schäumen in der Regel ausreichend, vor allem sind sie sehr viel unempfindlicher.

Wenn Sie einen neuen Pinsel in Gebrauch nehmen, müssen Sie ihn zuvor mit handwarmem Wasser auswaschen. Naturhaarpinsel (aber auch die Synthies) sind meist mit irgendetwas imprägniert, das schlecht riecht und nicht in Ihr Gesicht gehört. Wenn Sie den Pinsel regelmäßig im Gebrauch haben, sollten sie ihn alle paar Wochen mit Spülmittel oder Haarschampoo auswaschen, um die fettigen Seifenrückstände aus dem Knoten zu bekommen.

Wichtig ist, dass der Pinsel gut in der Hand liegt, sowohl beim Schaumaufschlagen als auch beim Einschäumen des Gesichts. Ich komme mit zu kurzen, flutschigen Kunststoffgriffen nicht gut zurecht.

Was Sie zum Start definitiv nicht brauchen, ist ein Ständer bzw. Halter für Ihren Pinsel. Egal, was Sie irgendwo im Internet lesen: Nein, Ihr Pinsel nimmt keinen Schaden, wenn Sie ihn nach der Reinigung in der Dusche „ausschlagen". Im Gegenteil, das ist die schonendste Methode, das Wasser aus den Haaren zu bekommen. Würgen Sie jedoch nicht mit dem Handtuch an ihm herum, das bringt nichts, es belastet bloß die Haare. Ebenso wichtig: Nicht föhnen! Nicht auf die Heizung legen! Auswaschen, ausschlagen, trocknen lassen, fertig.

Ein Pinsel muss zum Trocknen nicht zwingend hängen (was natürlich auch nicht schadet). Christian Rieck hat in seinem bereits erwähnten Buch „Männersache Rasieren" hochinteressante (und sehr lustig zu lesende) Versuchsergebnisse dazu beschrieben. Ob der Pinsel hängt oder steht, macht demnach im Trocknungsergebnis überhaupt keinen Unterschied. Wenn Sie der Meinung sind, ein Pinselhalter gehöre zwingend zur Grundausstattung, dann kaufen Sie sich halt einen. Meiner Meinung nach ist Ihr Geld in einem besseren Pinsel besser angelegt. Und den stellen Sie dann zum Trocknen einfach auf seinen Griff, bevorzugt an einem gut belüfteten Ort.

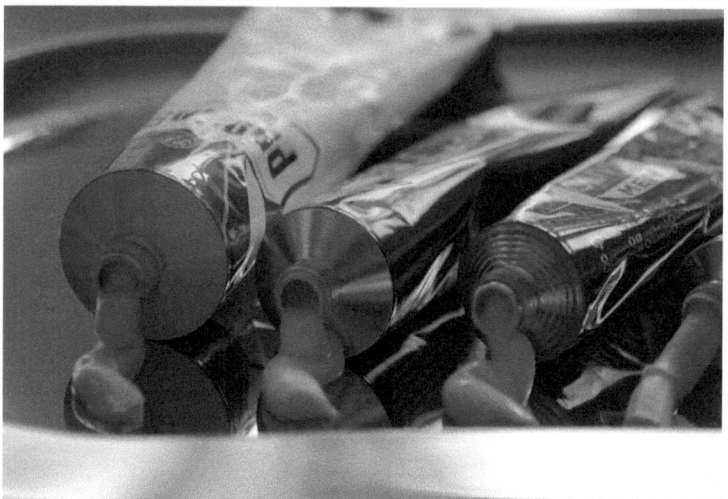

Für den Anfang lautet die Empfehlung: Rasiercreme aus der Tube. Sie ist mit dem Pinsel einfacher zu Schaum zu verarbeiten als Seife. Die Konsistenz und Ergiebigkeit der verschiedenen Sorten (hier von links nach rechts: Proraso, Florena, Palmolive und Wilkinson) ist höchst unterschiedlich. Wichtig ist unter anderem, dass Sie den Geruch mögen.

Wenn Sie von einem Systemrasier auf die klassische Hobel-Rasur umsteigen, werden Sie bisher wahrscheinlich auch Dosenschaum oder Gel aus der Dose verwendet haben. Das sollten Sie sich abgewöhnen. Es ist erstens völlig stillos. Und zweitens taugt der ganze Dosenkrempel nicht für eine gute Rasur. Bei der klassischen Nassrasur ist die Aufgabe des Schaums, die Barthaare aufzurichten und einzuweichen. Das ist bei einem Systemrasierer, der an Ihrer Haut zerrt, die Barthaare anrupft, hochzieht und dann zerhäckselt, nicht so wichtig. Da wäre eine örtliche Betäubung angebrachter (so fühlt sich mancher Dosenschaum ja auch an).

2004 testete die Stiftung Warentest „Rasierschäume & Co." und fand im Prinzip: „Seife und Creme sind klassisch, sparsam und gut für die Umwelt: Sie enthalten kein Treibgas. Rasiergel ist modisch und teuer, Rasierschaum aus der Dose einfach und gut." Was die Stiftung zu erwähnen vergaß, war der Hinweis, wie viele der 204 Männer, „die sich für uns das Kinn schabten", einen Systemrasierer verwendeten. Da sie im gleichen Heft feststellte, „Gillette Mach3 Turbo und Wilkinson Sword Quattro sind das Beste, was Mann sich antun kann", während der einzige Hobel im Test der Plastik-„Wilkinson Classic" war (Testbericht: „mit altmodischer Einlegeklinge"), ahnen wir die Antwort.

Davon abgesehen, dass der Dosen-Unfug eine riesen Umweltsauerei ist: Was als Schaum aus der Dose kommt, ist meist zu steif, zu trocken und zu kalt für unsere Zwecke. Was wie Gel noch dazu eine absichtlich kühlende Wirkung hat, hat bei einer klassischen Nassrasur nach meinem Dafürhalten nichts im Gesicht zu suchen. Im Gegenteil ist Wärme eine wichtige Komponente für eine gelingende Rasur. Was Sie definitiv auch nicht brauchen (zumindest nicht bei täglicher Rasur), sind irgendwelche „Pre-Shave"- Produkte, und zwar weder die aus mir völlig unverständlichen Gründen so beliebte „Crema pre Barba" von Proraso noch irgendein Öl oder sonstwas, was etwas anderes ist als warmes Wasser.

Für den Anfang: Creme, die Sie mögen

Suchen Sie sich für den Anfang eine Rasiercreme aus, deren Geruch Sie mögen (deshalb wieder: nicht im Internet kaufen), und die mit dem Pinsel aufgeschlagen wird. Da können Sie preislich hoch einsteigen und bei Acqua di Parma 60 Euro für einen 100 Milliliter-Tiegel ausgeben oder unten im Drogerie-Regal zu den Tuben von Palmolive und Nivea für unter 2 Euro greifen. Richtig schlechte Cremes gibt es eigentlich nicht, wobei ich weder mit Palmolive noch mit

Nivea klarkomme. Ich wechsele gern mal ab, aber meist läuft es auf die nicht sonderlich bekannte Naturkosmetik-Creme von Braukmann (Tube, ca. 8 Euro) oder die Shaving Cream aus der Jermyn Street Collection (Tiegel, ca. 16 Euro) von Taylor of Old Bond Street hinaus.

Großer Beliebtheit erfreut sich auch die „rote" Proraso, zu der ich kürzlich in einem Kölner Rasierer-Fachgeschäft den interessanten Hinweis bekam, bei der müsse man aufpassen, weil sie im Gegensatz zur Proraso-Seife zur Blasenbildung neige. Soll heißen (wenn es denn stimmt): Dadurch hätten Sie kleine Luftblasen im Schaum, was bedeutet, dass an diesen Stellen der Bart nicht eingeweicht würde. Ich würde sagen: Das kann Ihnen nur passieren (und dann mit jedem Schaum), wenn Sie das Gesicht mit dem Schaum „anstreichen" statt es in kreisrunden Bewegungen wirklich intensiv einzuschäumen.

Seife: Schön, aber kompliziert

Dass ich Ihnen für den Start keine Seife empfehle, hat einen simplen Grund: sie verkompliziert den Einstieg unnötig, ist aber nicht wirklich ein so großer Gewinn für die Rasur, dass sie unverzichtbar wäre. Sie verleitet zudem zu falscher Handhabung. Rasierseife müssen Sie mit dem nassen Pinsel aufnehmen und dann in einem zweiten Tiegel aufschlagen.

Auch wenn es in Internet-Videos immer wieder falsch gezeigt wird: Die Seife wird NICHT in ihrem eigenen Seifentiegel aufgeschlagen. Das ist bloß eine schlimme Sauerei, die Sie nicht ordentlich trocken bekommen. Das Aufnehmen der Seife mit dem nassen Pinsel (drei, vier Züge reichen meist) gelingt mit einiger Übung immer, aber nicht immer gleich gut. Vorschlag: Heben Sie sich das mit der Seife für später auf.

Wo wir aber gerade dabei sind: Wenn Sie eine Creme im Tiegel statt in der Tube gekauft haben - NIEMALS mit dem nassen Pinsel hineingehen. Aus dem Creme-Tiegel entnehmen Sie die Creme mit dem Finger, streichen ein Stück in Größe einer Fingerkuppe in den Rasiertiegel, und erst dort kommt sie mit dem Pinsel in Kontakt.

Wozu ich gar nichts sagen kann, sind Seifenstifte, mit denen Sie (wenn ich es richtig verstanden habe), den Schaum direkt im Gesicht durch Verreiben erzeugen können. Der einfache Grund meiner Maulfaulheit in dieser Sache ist: Ich habe diese Dinger nie ausprobiert und sehe auch keine Veranlassung dazu.

Man muss einfach nicht alles mitmachen. Ich halte auch nichts davon, die Creme direkt in den Pinsel zu drücken und im Gesicht statt im Tiegel aufzuschäumen. Ich finde es auch nicht cool, Creme mit dem Pinsel in der hohlen Hand aufzuschäumen. Ich habe einfach gern einen Pinsel voll guten Schaums, der für drei Rasurdurchgänge reicht. Und das geht nur durch Aufschlagen im Tiegel.

Alaun und After Shave

Eigentlich ist die Rasur abgeschlossen, wenn sie Ihrem Gesicht im Anschluss ein paar Hände eiskaltes Wasser gönnen. Manchmal wird das nicht reichen. Auch nach Jahrzehnten täglicher Rasur werden Sie nicht jeden Tag verhindern können, dass Sie sich kleine Schnitte zuziehen. Einmal kurz nicht aufgepasst, einen neuen Hobel, eine andere Klinge oder eine neue Kombination von beidem ausprobiert, die Klinge mal wieder einen Tag zu lange genutzt, und zack, färbt sich der weiße Schaum mit Ihrem Blut.

1.) Alaunstein = Vorsicht, Aluminium!

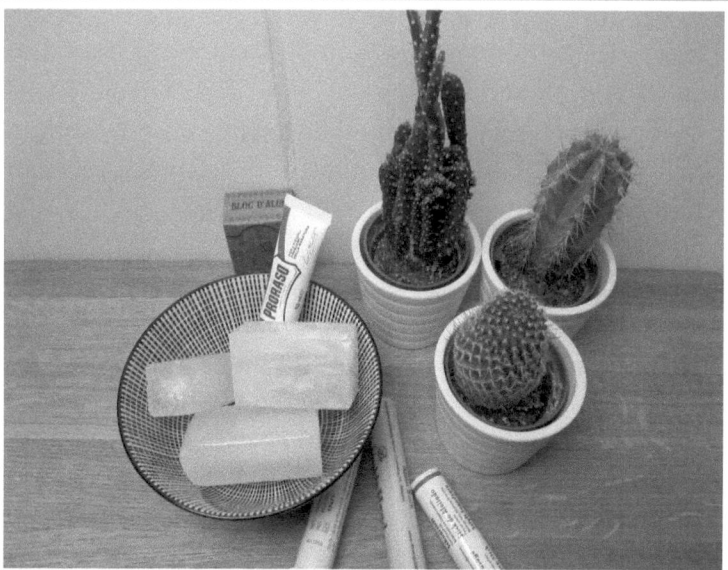

Alaunsteine, Rasurstifte und das eher berüchtigte als berühmte „Gel Riparatore" von Proraso.

Das Mittel der ersten Wahl zur Abhilfe ist „Alaunstein". Und Sie ahnen bereits: Auch dabei gibt es mal wieder solche und solche. Die Basis aller Produkte ist Aluminiumkaliumsulfat-Dodecahydrat, kurz Kalium-Alaun. Was auf jeden Fall immer dabei ist, ist Aluminium. Es gibt Alaunsteine (die natürlich keine „Steine" sind), die zu 70 Prozent aus Kalium-Alaun und neben Zusätzen von Eisen-, Kupfer- und Zinksulfat weniger als zehn Prozent Aluminiumchlorid enthalten. Es gibt aber auch Produkte, die fast 90 Prozent Aluminiumsulfat und eher Restbestände von Kalium-Alaun enthalten.

Zunächst: Was kann das Zeug? Alaun-Produkte haben vor allem zwei Wirkungen.

a) Sie wirken antiseptisch, dass heißt, sie killen Keime (oder verringern zumindest deren Zahl) und verhindern damit Infektionen.
b) Sie wirken adstringierend, dass heißt, sie ziehen die Haut zusammen, was bei normaler Blutgerinnung das Schließen der Wunde beschleunigt.

Der Alaunstein wird unter fließendem Wasser angefeuchtet und dann direkt auf die Wunde gerieben oder getupft (was etwas brennt = also wirkt). Alaunstein kann aber noch viel mehr: Eine Elektrorasur überlebt Ihre Haut unbeschadeter, wenn Sie das Gesicht vorher mit Alaun behandeln. Früher wurde Alaun nach der Nassrasur anstelle eines After Shaves verwendet. Und unter den Achseln funktioniert er als sehr kostengünstiges, aber effektives Deo. Kurz gesagt: Alaun ist super. Blöd: Das ist Napalm auch. Und beides hat keinen guten Ruf. Aus Gründen.

Etliche Deo-Hersteller verzichten inzwischen auf Aluminium (auch viele Hersteller von Sonnenschutz oder Zahnpasta lassen es mittlerweile stillschweigend weg). Es wäre durchaus denkbar, dass Aluminium künftig in Kosmetik-Artikeln ganz verboten wird. Auch ohne abschließende Forschungsergebnisse darf als gesichert gelten: Es ist nicht gesundheitsförderlich, sich mehr Aluminium als nötig zuzuführen. Von der Verwendung als After Shave und Deodorant ist daher eher abzuraten. Für die schnelle Blutstillung kleiner, oberflächlicher Wunden gibt es allerdings nicht viel, was ähnlich wirksam wäre. Neben den Alaunsteinen, die meist als kleine kristalline Blöcke angeboten werden, gibt es auch Alaunstifte. Das ist nicht nur unterwegs praktisch, weil diese Stifte ihre Verpackung schon mitbringen. Zu den beliebtesten dürfte (auch aufgrund des Preises von unter drei Euro) der Wilkinson Sword „Rasierstift" gehören. Ein gutes Produkt ist der französische „Hemo Stop" (Osma laboratories), ein Hammer von einer Aluminium-Packung der „Askina-Stick" (B. Braun Melsungen AG), aber das gilt auch für den Wilkinson-Stift (der recht herstellungsgleich aussieht).

Noch ein Hinweis zur Hygiene, obwohl sich das eigentlich von selbst versteht: Alles, was mit Blut in Verbindung kommt, verwenden Sie allein - und niemand sonst. Das gilt nicht nur für Klingen, sondern natürlich auch für Alaunsteine und -Stifte. In Friseursalons und Barber-Shops dürfen sie deshalb überhaupt nicht verwendet werden (es gibt Einmal-Sticks als Alternative). Nach dem Gebrauch waschen Sie Steine und Stifte bitte sehr gründlich ab und trocknen sie soweit möglich mit einem Handtuch.

Bei der Aufbewahrung sollten Sie auf Trockenheit achten. Alle Alaune ziehen Wasser aus der Luft und neigen dann dazu, zu zerbröseln oder zu brechen. Alle Berichte, die Sie im Internet über die Zerbrechlichkeit von Stiften lesen können, gehen nach meiner (unmaßgeblichen) Meinung mehrheitlich auf ungetrocknete, falsche Aufbewahrung zurück. Der Rand des Waschbeckens ist definitiv der falsche Ort.

Wegen der Aluminium-Sache würde ich Ihnen gerne eine Alternative empfehlen, aber eigentlich kenne ich gar keine. Was definitiv keine ist, ist das „Gel Riparatore" von Proraso. Das tut mir schon fast leid, weil Proraso sich wirklich große Verdienste um die Rasur-Kultur erworben hat. Ich meine das ohne jede Ironie. Ohne Proraso gäbe es die wunderbare „Antica Barberia Giacalone", den wahrscheinlich schönsten Jugendstil-Barbershop der Welt, in Genua heute nicht mehr (allein wegen dieses Ladens lohnt ein Genua-Abstecher beim nächsten Italien-Urlaub). Nur leider hat es bis heute kein einziges Proraso-Produkt geschafft, mich von seiner Notwendigkeit für die rasierende Menschheit wirklich zu überzeugen (womit ich bei den Freunden der Nassrasur wahrscheinlich in den Rang eines Denkmalschänders absteige).

Machen wir es kurz: Ich würde mich an gut gelaunten Tagen einer Amazon-Rezension über das „Gel Riparatore" anschließen, in der es ohne Arg und Häme heißt: „Vergleichbar mit UHU Kleber verschließt das Mittel schnell und einfach kleine Verletzungen." Das stimmt allerdings nicht ganz. Mein Eindruck ist, dass es - ein italienisches Produkt halt - erstmal die Wunde dramatisch weiter öffnet ("Mama! Was heißt hier Schnitt! Es ist ein Krater!"). Und dieses operettenhafte Wundbild wird durch die Gel-Anwendung erhalten, Sie könnten genau so gut Epoxidharz in die Wunde schmieren. Auch das erhält die Wunde am Leben, riecht jedoch besser als die Karrenschmiere von Proraso (die übrigens auch Aluminium enthält).

Für die italienischen Momente im Leben ist das des Dramas natürlich noch nicht genug, weshalb sich über die UHU-Kleber-Kruste auch noch ein weißer Film legt (den übrigens alle Stifte erzeugen, nur weniger effektvoll), der jedem Ihrer Bewunderer signalisiert: „Ich! habe! mich! heute! nass! rasiert!" (...und kann es leider nicht).

2.) After Shave

Zum Thema „After Shave": Nutzen Sie, was Sie mögen. Punkt.

Nach einer klassischen Nassrasur hat Ihre Haut etwas verdient, das sie wieder aufbaut. Wenn Sie die Poren mit kaltem Wasser geschlossen und die Wunden mit mit Alaunstein versorgt haben, tut es eigentlich ein Finger voll Nivea-Creme (oder was auch immer Sie verwenden). Ich gebe zu, dass das ein bisschen langweilig ist, weshalb mein persönlicher Kosmetik-Vorrat jeden Drogerie-Markt wie eine Anfängerbude aussehen lässt.

Für was auch immer Sie sich entscheiden - erst ein After Shave, dann eine Creme, oder lieber nur die Creme und dann ein Eau de Toilette - sollten Sie eine Regel beherzigen, die eine ganz bezaubernde Mitarbeiterin im Werksverkauf von Becker Manicure in Solingen (Erbe, Yes, Taylor of Old Bond Street, Mondial - Antica Barberia) mir gegenüber kürzlich sehr gelassen aussprach: „Ich finde", sagte die Dame mit feinem mokantem Lächeln, „man sollte einen Mann nicht riechen, bevor man ihn sieht." In dieser Hinsicht hatte ich an diesem Tag mit einem eher uniquen als dezenten Duft (Penhaligon's Blenheim Bouquet) wohl etwas übertrieben.

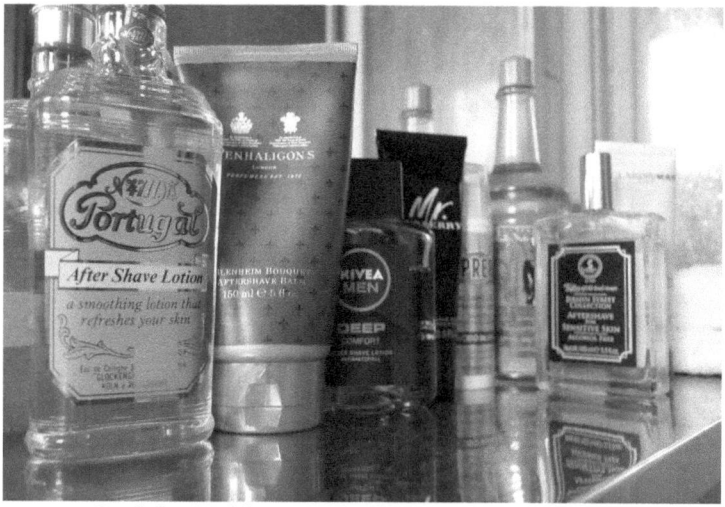

Qual der Wahl von 5 bis 50 Euro: Ob Sie eher „Team Parfümerie" oder „Team Drogeriemarkt" sind, müssen Sie selbst herausfinden. Und wie so häufig gilt: Es kommt darauf an – in diesem

Fall auf Ihren Geschmack. Teuer ist nicht immer toll, Günstig keinesfalls immer grottig.

Ich glaube, Sie müssen für sich selbst etwas ganz Grundsätzliches herausfinden: Sind Sie eher „Team Parfümerie" oder „Team Drogeriemarkt"? Für mich hätte ich die Frage bis vor einigen Monaten noch ganz klar mit „Team Parfümerie!" beantwortet, aber inzwischen bin ich mir da nicht mehr so sicher. Tageweise fällt meine Antwort heute anders aus. Denn bei Rossmann, dm, Müller & Co finden Sie im Bück-Bereich durchaus ein paar klassische Marken, die vielleicht schon Ihr Vater oder Großvater benutzt hat: Tabac, Old Spice, Irish Moos und ähnliche Namen. Wenn Sie es irgendwo sehen: Das klassische „4711 Portugal" ist für meinen Geruchssinn gerade im Sommer eine echte Sensation. Wenn Sie sich mal davon trennen, dass keine dieser Marken besonders hip und cool ist, wenn Sie diesen sehr traditionellen Produkten einfach mal eine Chance geben - Sie werden überrascht sein. Ich war es jedenfalls, und das Irish Moos meines Großvaters habe ich inzwischen im wechselnden Gebrauch mit teuren tollen Sachen aus dem „Team Parfümerie".

Wie auch immer: Wenn Sie Ihrer Frau, Freundin, Lebensgefährtin oder Ihrem Mann, Freund, Lebensgefährten beim Frühstück gegenüber sitzen, und sie oder er Sie interessiert fragt: „Was hast Du denn heute drauf?", dann haben Sie alles richtig gemacht.

Kapitel 5: Wie man einen Rasierhobel benutzt

Der richtige Ansatz im Gesicht

Als Einsteiger in die klassische Nassrasur haben Sie es in Wahrheit einfacher, wenn Sie bisher einen Elektrorasierer benutzt haben. Warum? Weil Sie nicht erst mit Methode verlernen müssen, den Rasierhobel falsch, nämlich wie einen Systemrasierer zu benutzen. Und das beginnt bereits mit dem von führenden Systemrasierer-Herstellern geförderten Irrglauben, da gäbe es nichts zu lernen, sondern Rasierer seien grundsätzlich selbsterklärend.

Bei der Rasur mit einem Systemrasierer wird - grob vereinfacht - der gesamte Klingenkopf ins Gesicht geklatscht und mit möglichst langen Zügen mit der Bartwuchsrichtung gezogen. Diese langen Züge sind unter anderem deshalb möglich, weil die Systemklinge auf einem flexiblen Kopf sitzt. So funktionieren Rasierhobel aber nicht. Als erstes müssen Sie herausfinden, was für Ihren Hobel und Ihr Gesicht der richtige Winkel ist, um sich einerseits gründlich und andererseits schnittfrei zu rasieren.

Dabei wird in der Regel ein Winkel von 30 Grad angegeben, was grob auch stimmt. Nur haben Sie in der Regel vor dem Badezimmer-Spiegel kein Winkelmaß zur Verfügung. Und das brauchen Sie auch überhaupt nicht.

Für den Anfang gehen Sie wie folgt vor:
1. Setzen Sie die Kopfplatte des Hobels mit eingelegter Klinge unterhalb des rechten Ohrs (wenn Sie Rechtshänder sind, sonst links) auf die eingeschäumte Wange auf.

2. Senken Sie den Griff und damit mit den Neigungs-winkel, bis Sie die Klinge spüren und machen Sie ein paar kurze Probezüge.

3. Für den Anfang sollten Ihre Züge nicht länger als drei Zentimeter sein und sich nur wenig überlap-pen.

4. Klappt es? Wenn ja, prima. Dann können Sie sich vorsichtig weiter durch das Gesicht vortasten. Falls es nicht klappt: Stopp! Nicht weitermachen! Ver-such abbrechen und von vorn beginnen!

30 Grad: Den richtigen Winkel für den Klingenkontakt finden

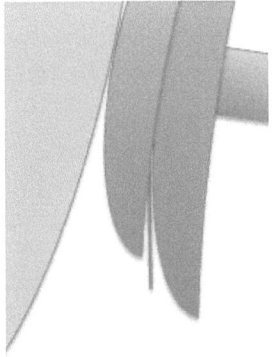 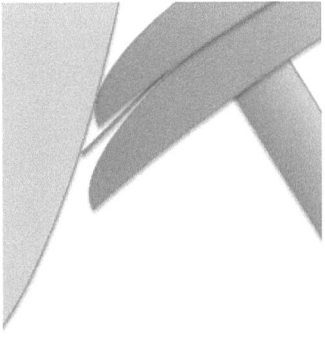

a) Setzen Sie die Kopfplatte fast horizontal auf Ihre eingeschäumte Wange unterhalb des Ohrs auf.

b) Senken Sie den Hobel abrollend über die Kopfplatte, bis Sie den richtigen Winkel finden.

Wenn Sie von einem Systemrasierer umsteigen, würde ich Ihnen empfehlen, diesen nicht aus falschem Ehrgeiz vom ersten Tag an zu verbannen. Sie sind weder einer Kirche der einzig wahren Rasur beigetreten noch müssen Sie irgend-wem irgendetwas beweisen. Es kann Ihnen durchaus den Einstieg erleichtern, einen ersten Durchgang mit dem klas-sischen Rasierhobel zu erledigen - und dann Gründlichkeit mit einem Systemrasierer herzustellen, weil Sie sich damit sicherer fühlen.

Das ist ein bisschen wie mit den Stützrädern am Kinderfahrrad: Stützräder geben Sicherheit - aber das Lernen dauert mit Ihnen länger. Was für Sie richtig ist, das entscheiden Sie. Und es weiß auch kein anderer besser, ich schon gar nicht.

Kopf oder Kante - der Ansatz entscheidet

Lange habe ich nicht verstanden, was die Ursache ist, warum nicht nur Einsteiger, sondern auch erfahrene Nassrasierer von höchst unterschiedlichen Erfahrungen über ihren Einstieg oder auch beim Umstieg auf ein anderes Rasierhobelmodell berichten. Der eine erzählt von Problemlosigkeit, der andere von schlimmen Schnittwunden. Das führt dann regelmäßig zu fröhlichem Rätselraten, ob es an der Klinge liegt, eventuell am Rasierschaum, an der Jahreszeit, am Mondstand oder sonstwas.

Ich begebe mich hier argumentativ auf dünnes Eis, aber ich glaube, eine mögliche Ursache gefunden zu haben, die fast nirgends dokumentiert ist. Beim Systemrasierer setzten Sie die komplette Systemklinge aufs Gesicht. So ist die Benutzung auch gedacht. Bei einem Rasierhobel gibt es drei Kontaktpunkte zwischen dem Rasierer und Ihrer Haut: Die Kante der Kopfplatte, den Überstand der Klinge und die Schaumkante der Kammplatte. An vielen Stellen der Rasur haben auch tatsächlich alle drei Punkte Kontakt. Es scheint aber - vor allem bei etwas „aggressiveren" Hobeln einen Unterschied zu machen, ob Sie tendenziell eher der Typ sind, der den Hobel mit der Kopfplatte anlegt - oder mit der Schaumkante.

Das Ergebnis ist klar: Wer mit der Schaumkante anlegt, erlebt eine Rasur, bei der die Hobel-Geometrie eine deutlich höhere Wirkung entfaltet als bei einem Rasuransatz über die Kopfplatte (siehe folgende Grafik).

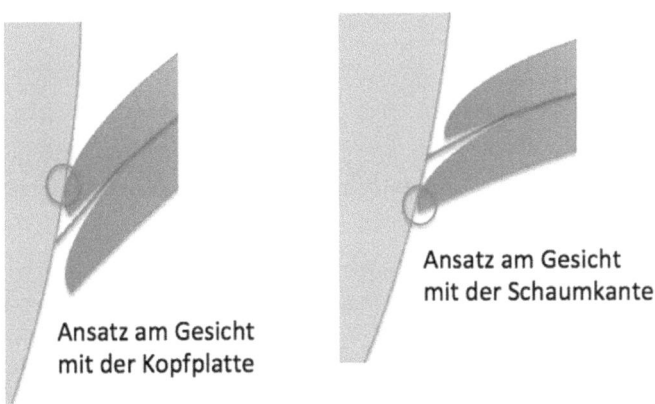

Ansatz am Gesicht
mit der Kopfplatte

Ansatz am Gesicht
mit der Schaumkante

Obwohl ich persönlich eine Neigung zu sogenannten „Adjustables" habe (das sind Hobel, bei denen man den Klingenspalt verstellen kann), bin ich eindeutig „Team Kopfplatte". Ich würde Ihnen für den Einstieg auf jeden Fall empfehlen, die Anlage des Rasierers am Gesicht immer über die Kopfplatte vorzunehmen. Das schöpft möglicherweise nicht die Möglichkeiten Ihres Rasierers aus, dürfte sich aber für Ihr Gesicht als deutlich schonender erweisen.

Die Rasurzüge mit Hobel und Klinge

Bei der Überlegung, welche Bilder ich Ihnen zur Erklärung in diesem Abschnitt zeigen muss, ist mir aufgefallen, dass kaum irgendwo erklärt ist, wie man einen Hobel eigentlich richtig in der Hand hält. Das klingt banal, ist es aber nicht.

Grundsätzlich: eher wie das Besteck beim Essen als wie einen Hammer beim Heimwerken anfassen. Man macht das so unwillkürlich, dass ich mich tatsächlich erst vor den Spiegel stellen musste, um herauszufinden, wie ich den Hobel eigentlich halte. Da ich Rechtshänder bin, mit der rechten Hand. Zeige-, Mittel- und Ringfinger liegen auf dem Griff vorn auf, der Daumen stützt von hinten ab.

Da ich leider nicht die zarten Hände einer asiatischen Pianistin habe, sondern von rheinischen Handwerkern und Arbeitern abstamme, bevorzuge ich entsprechend lange Griffe, auf denen meine Finger Platz finden. Je weiter unten am Griff Sie Ihren Hobel halten, desto größer wird (auch unabsichtlich) die Hebelwirkung des Kopfs und der Klinge auf die Haut. Bei „normalgewichtigen" Hobeln wie dem empfohlenen Merkur 23c und dem Mühle R89 brauchen Sie jedoch diesen zusätzlichen Druck gar nicht, das Eigengewicht des Hobels reicht für die Rasur aus. Gerade am Anfang sollten Sie den Hobel eher in Kopfnähe als am unteren Ende des Griffs anfassen.

Wie Sie inzwischen bemerkt haben dürften, neige ich nicht nur zu plaudernder Redundanz, ich wiederhole mich auch (sorry für diesen Germanisten-Witz). In diesem Fall aber tue ich es mit voller Absicht: Kaufen! Sie! Ihren! Ersten! Hobel! Im! Fachhandel! Und! Nicht! Irgendwo! Im! Internet!

Sie sollten ihn wirklich in der Hand haben. Prüfen Sie das Gewicht, fahren Sie sich (ohne Klinge natürlich) damit mal durchs Gesicht. Und? Fühlt es sich gut an? Kaufen! Fühlt sich ein anderer Hobel besser als eine meiner beiden Empfehlung an? Kaufen Sie den, vergessen Sie meine Empfehlung! Ihr Gefühl hat Recht!

Fünf grundlegende Rasurzüge

Das Erlernen der klassischen Nassrasur ist ein bisschen wie Tanzen lernen. Da rede ich allerdings wie der Blinde von der Farbe, weil ich nie in einer Tanzschule war (in dem Alter, in dem man da hin geht, hatte ich in den 80er Jahren dafür leider keine Zeit, weil ich gerade unrasiert und rauchend auf dem Mäuerchen sitzen, Albert Camus lesen und Nicaragua-Kaffee trinken musste; danke, heute geht es mir besser). Ich kann Ihnen hier die „Schritte" erklären, aber tanzen müssen Sie schon selbst.

a) Gerade von oben nach unten

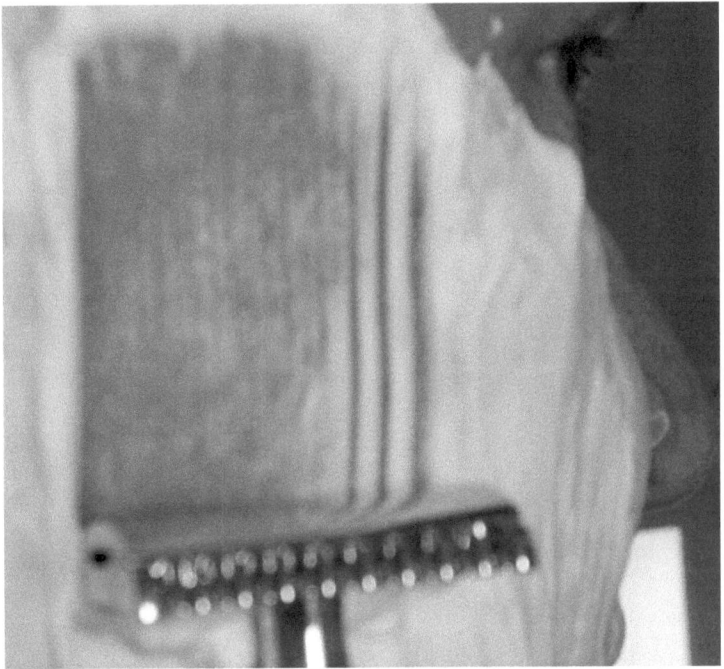

Der einfachste, aber nicht häufigste aller Rasurzüge: Gerade von oben nach unten. Aus Gründen der einfacheren Visualisierung sind alle hier gezeigten Rasurzüge mit einem Mühle R41 (offener Zahnkamm) ohne eingelegte Klinge fotografiert.

Der Standard-Rasurzug mit dem Rasierhobel geht mit der Bartwuchs- Richtung von oben nach unten. Und er ist - wozu Sie sich zwingen müssen, besonders wenn Sie von einem Systemrasierer umsteigen - nicht länger als drei Zentimeter. Der nächste Zug setzt leicht überlappend an der bereits rasierten Stelle an. Und so weiter. Was nach drei, vier Zügen an Schaum und Barthaaren Hobel und Klingen hängt, spülen Sie unter fließendem, heißen Wasser ab. Ich werde Ihnen im nächsten Kapitel empfehlen, nicht die ganze Zeit das Wasser laufen zu lassen. Das hat weder Umweltschutzgründe noch mit Kostenersparnis zu tun (was beides gute Argumente wäre), sondern vor allem mit dem Geräuschpegel. Ihr Hobel gibt Ihnen akustische Rückmeldungen, die Sie trotz der direkten Resonanz am eigenen Kopf überhören, wenn die Umgebung zu laut ist.

b) Diagonal von oben nach unten

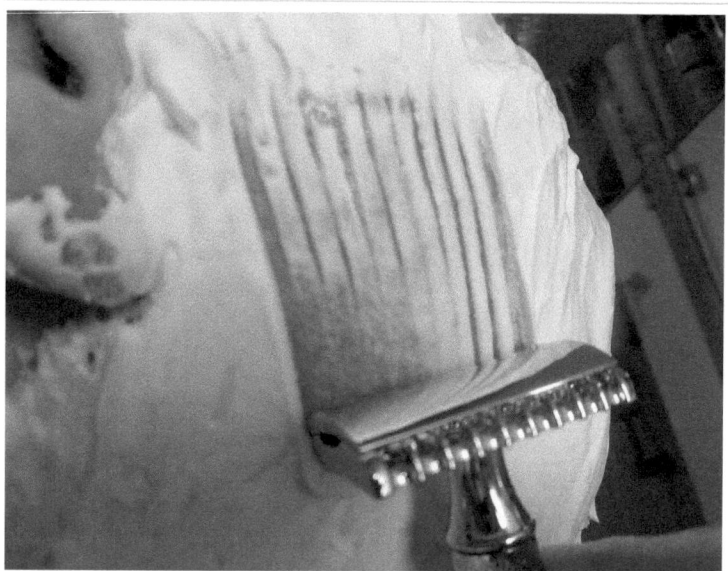

Bei meiner Rasur der häufigste Zug: Leicht diagonal von oben nach unten.

Mit den geraden kurzen, überlappenden Zügen von oben nach unten werden Sie an den meisten Stellen Ihres Gesichts gut klar kommen. Leider wird Ihnen Ihr Bart aber nicht den Gefallen tun, überall im 90-Grad-Winkel nach unten zu wachsen. An diesen Stellen ist es sinnvoll, leicht diagonal von oben nach unten zu rasieren. Das ist bei mir zum Beispiel auf beiden Wangen so.

c) „Über Kopf" diagonal von unten nach oben

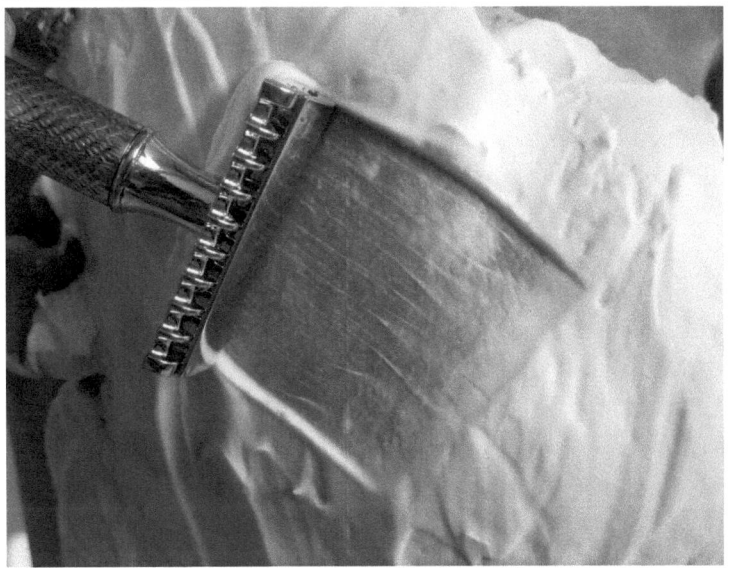

Mein zweithäufigster Zug: Diagonal von unten nach oben.

Das klingt wie von hinten durchs Knie ins Auge, und auf jeden Fall sieht es auch aus wie eine ungewohnte Handhaltung. In Wahrheit nehmen Sie dafür nicht einmal die Finger vom Rasierer: es ist bloß eine Viertel-Drehung des Griffs und eine 90-Grad-Drehung des Handgelenks. Wenn Sie es tun, denken Sie darüber nicht einmal nach. Und das ist auch gut so. Denn das Rasieren „gegen den Strich" (also gegen die Bartwuchs-Richtung) verursacht vielen Einsteigern vor allem Schmerzen im Kopf - im Gesicht ist es meist völlig unproblematisch, zumal Sie diese Züge meist erst im zweiten Rasurgang ausführen.

Ich habe unterhalb des Unterkiefers auf meiner rechten Seite, also dort, wo Hals und Gesicht ineinander übergehen, einen circa vier Zentimeter breiten Bartwuchs-Streifen, der sich beim besten Willen nicht anders als „über Kopf" und diagonal gegen den Strich rasieren lässt. Das mache ich immer erst beim zweiten Rasurgang, aber dort fange ich in der Regel an. Und wenn ich das geschafft habe, traue ich mich mit dieser Technik auch an die wirklich „gefährlichen" Stellen: Das sind bei mir die Mundwinkel, und ich denke bei allen der Schnäuzer-Bereich zwischen Oberlippe und Nase.

Besonders diesen empfindlichen Bereich habe ich am Anfang ausgelassen und ihn nach eigentlich beendeter Rasur unter psychologisch sehr interessantem Selbstbetrugs-Aufwand mit einem Gillette-Mach3 nachrasiert, weil ich die Gefahr, mich dabei zu schneiden, für geringer hielt. Tatsächlich ist die Schnittgefahr mit dem Hobel geringer als die Hautbelastung durch einen Systemrasierer.

Der „Über Kopf"-Diagonal-Zug ist sogar regelrecht unproblematisch. Die „Probleme" der „über Kopf"-Züge sind (glaube ich) alle eher psychologischer als physischer Natur: Es ist eine ungewohnte Handhaltung, erst recht, wenn man von einem Systemrasierer umsteigt. Beginnen Sie diesen an einer Stelle, an der Sie sicher fühlen, und arbeiten Sie sich langsam vor. Sie werden sehen: sehr sanft, kein bisschen ruppig, keine Schnitte. Und für die gefühlte Sicherheit behalten Sie Ihren Systemrasierer noch eine Weile in Griffweite. Nur greifen Sie möglichst nicht nach ihm.

d) „Über Kopf" gerade von unten nach oben

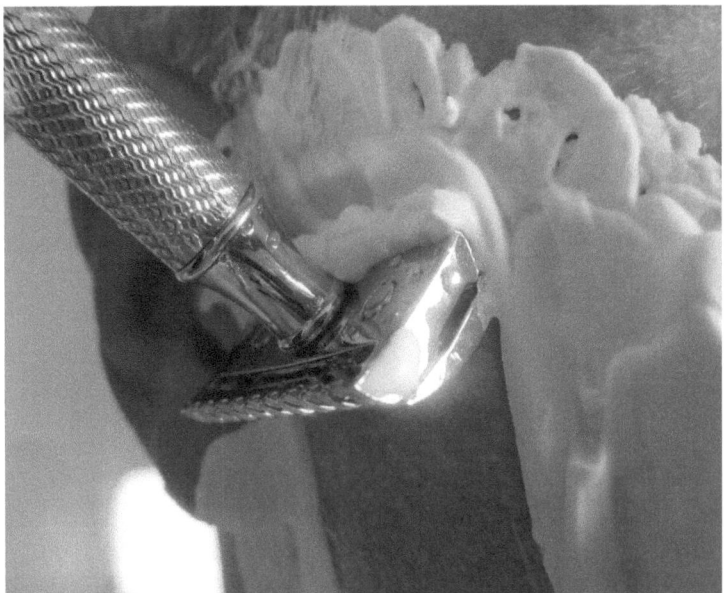

Gefürchtet, aber in Wahrheit gar nicht so schwer: Gerade von unten nach oben mit der Handhaltung „über Kopf".

Das ist der klassische Gegenzug zum Standardzug, sich von oben nach unten zu rasieren. In der Praxis werden Sie erleben, dass er auf den Wangen und am Hals problemlos auszuführen ist. Auch hier müssen Sie sich gelegentlich psychologisch selbst austricksen. Fast automatisch werden Sie diesen „Über Kopf"-Zug unten am Hals beginnen und sich nach oben ins Gesicht vorarbeiten.

Sie können aber natürlich auch oben damit beginnen und sich in leicht überlappenden Züge in der Gegenrichtung des Zugs nach unten vorarbeiten. In der Praxis nutze ich diese Möglichkeit im zweiten Rasurgang gar nicht so selten. An diesen Stellen ist (bei mir) dann häufig ein dritter Rasurgang gar nicht nötig.

e) „Quer" von recht oder von links

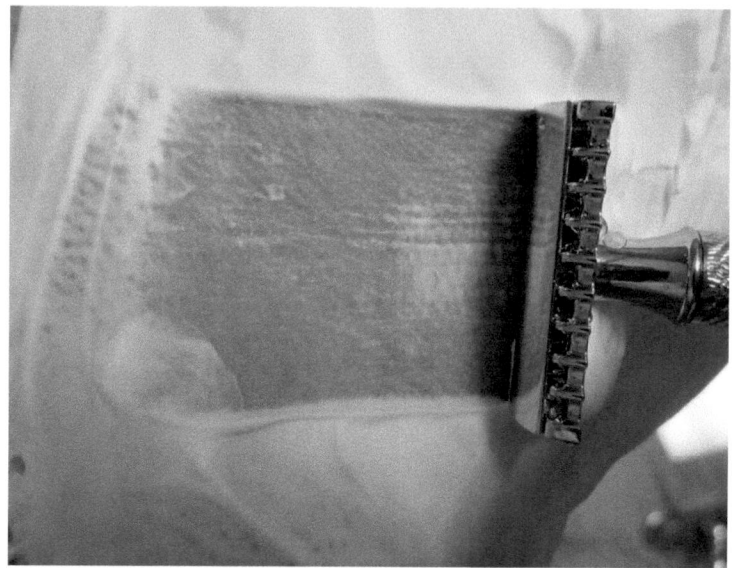

Quer von rechts oder links: Meiner Meinung nach ist das der „gefährlichste" aller Züge. Ist die Haut nicht ausreichend gespannt, bilden sich (zumindest in meinem Alter und bei meiner Haut) leicht kleine Fältchen vor der Klinge, was zu Schnitten führen kann.

Dieser Horizontalzug ist weder wirklich von oben nach unten noch „über Kopf", sondern tatsächlich quer. Ich führe ihn (fast) nur auf den Wangen und am Hals aus. Ich nutze ihn am Ende des dritten Rasurgangs sehr vorsichtig, um hart über der Oberlippe und hart unter der Unterlippe letzte Resthaare zu beseitigen – aber nur dann, wenn ich aufgrund des Rasurverlaufs bis dahin das Gefühl habe, dass die Klinge das noch packt und es nicht auf den letzten Drücker noch zu Schnitten kommen wird.

Im Schnäuzer-Bereich ist dieser Zug für mich persönlich nahezu unbrauchbar, da sich die Haut dort bei mir sehr schnell auffaltet; anschließend fließt fast immer Blut. Gut geeignet ist er bei mir auch für das Kinn, wiederum aber nicht für den Übergang zur Wange.

Hobel und Klinge aufbewahren

Als die Zahl meiner Hobel, die ich regelmäßig im Gebrauch habe, sich in Richtung eines guten Dutzends bewegte, fing ich an darüber nachzudenken, wie man diese Geräte halbwegs platzsparend und nicht völlig stillos, und vor allem griffbereit aufbewahren könnte. Viele Hersteller liefern ihre Hobel in irgendwelchen Verpackungen aus, die außer zum Wegwerfen für gar nichts geeignet sind. Gerne verkaufen Sie aber irgendeinen Ständer, in den dann genau ein Hobel und gelegentlich noch ein Pinsel passen. Der Ständer erreicht dann auch gern den Preis des Hobels. Das sieht hübsch aus, ist aber spätestens ab dem dritten Hobel keine Option mehr.

Die Lösung aus dem Labor-Bedarf

Nach reichlichem Surfen durch die weiten des Internets gab ich die Vorstellung auf, irgendwo auf der Welt säße ein Nischen-Hersteller, der genau das anfertigt, was ich gerne hätte. Und so saß ich eines Sonntags mit einer Zeichnung in der Küche und fragte meine Frau, wen wir im örtlichen Handwerk kennen, der so etwas bauen könnte. In diese Überlegung schlurfte die schlaftrunkene pubertierende Tochter hinein, warf auf dem Weg zum Kühlschrank einen Blick auf die Konstruktion und fragte eher gelangweilt: „Wieso zeichnest Du einen Reagenzglas-Ständer?"

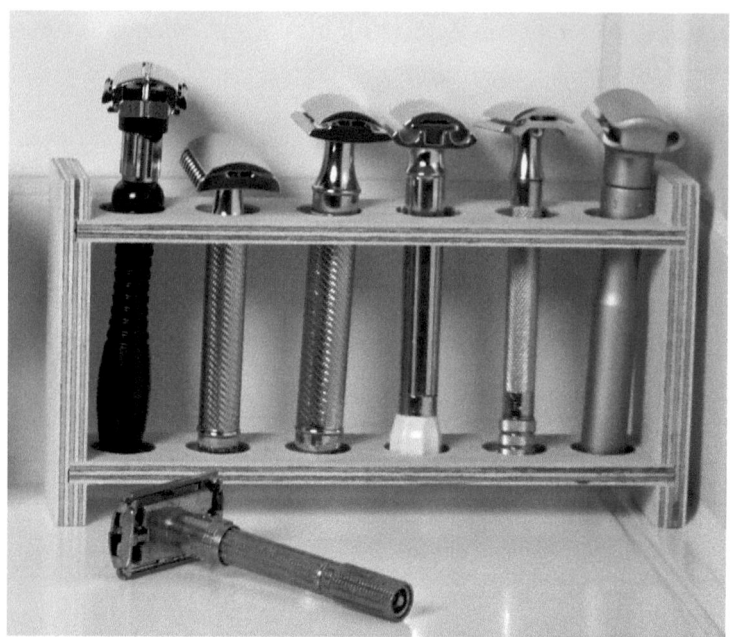

Gibt es in etlichen Varianten aus Edelstahl, Blech, Plexiglas oder wie hier aus Holz: Ein Reagenzglas-Ständer, umfunktioniert zum Hobel-Halter.

Womit Sie nun meine Lösung kennen. Oder besser: Eine meiner Lösungen. Denn ich stelle selbstredend nicht jedesmal eine komplette Hobel-Bank in die Nähe des Waschbeckens. Dafür gibt es kleine Standfüße. Auch die bieten die Hobel-Hersteller selbst an, allerdings nicht zu meinen Preisvorstellungen. Der japanische Hersteller Feather geht dabei sogar soweit, dass er zu jedem seiner sündhaft teuren Hobel den Fuß individuell anfertigt, weshalb man ihn auch nicht nachbestellen kann. Man kauft ihn mit - oder lässt es sein. Es gibt Freunde der Nassrasur, die finden das sehr exklusiv. Ich frage mich lediglich, was mit der Griff-Normierung bei der Hobel-Herstellung nicht stimmt, wenn man jeden Standfuß individuell vermessen muss. Wahrscheinlich ist das einfach bloß Quatsch.

Standfüße finden Sie bei Amazon und Ebay für unter acht Euro, meist aus chinesischer Produktion. Die erfüllen absolut ihren Zweck. Mein Rat wäre immer, an solchem Nippes zu sparen und dafür lieber mehr Geld in die wirklich rasurentscheidenden Komponenten zu stecken. Was nützt Ihrem Gesicht der schönste Ständer, wenn er einen Billig-Hobel mit einer Billig- Klinge hält?

Die Klinge bleibt im Hobel

Sehr einfach zu merken: Ist die Klinge einmal im Hobel, bleibt sie auch darin, so lange Sie diese Klinge nutzen. Punkt. Die Begründung ist klar: Der Schneidgrat der Klinge ist zu empfindlich, um irgendwelche Rein-Raus-Wechsel gut zu überstehen. Bleibt die Klinge im Hobel, bedeutet das aber auch, dass davon für Sie und mögliche Mitbenutzer Ihres Bads eine nicht unerhebliche Verletzungsgefahr ausgeht. Einen Hobel mit eingespannter Klinge sollte Sie nicht einfach irgendwie irgendwo herumliegen lassen.

Ich will Ihren häuslichen Frieden nicht gefährden, aber eigentlich brauchen Sie einen eigenen Badezimmerschrank (besser: ein eigenes Bad). Weil man im Leben bekanntlich aber nicht alles haben kann (und am Anfang der Nassrasur für einen einzelnen Hobel auch nicht wirklich braucht), hier nur der Rat: Bringen Sie Ihr Rasierzeug so unter, dass die Klinge unbeschädigt bleibt und auch niemandem (das schließt Sie ein) Schaden zufügen kann.

Gebrauchte Klingen entsorgen Sie deshalb sofort. Die meisten Doppelklingen werden in standardisierten weißen Plastik-Gehäusen verkauft, auf deren Unterseite man die gebrauchten Klingen wieder hineinschieben kann. Das ist sehr sicher, aber nicht eben recyclingfreundlich. Die Alternative ist ein „Klingensammler". Auch das bieten die Hersteller für teuer Geld aus Porzellan oder Edelstahl an. Es tut aber auch eine simple Dose, die Sie einmal im Jahr leeren. Denn selbst bei exzessivem Klingenverbrauch werden es nicht mehr als 100 Schneiden im Jahr werden.

Auf Reisen

Die meisten Reise-Etuis halte ich nicht bloß für völlig überteuert. Ihre Innenaufteilung passt fast nie zu dem, was ich gerne mitnähme, vor allem aber nehmen sie viel zu viel Platz im Gepäck weg. Eine gute Alternative sind häufig Pfeifen-Taschen und -Rollbeutel, vor allem, wenn Sie mehr als einen Hobel unterbringen wollen. Das praktischste Reise-Utensil für den klassischen Doppelklingen-Rasierer stammt definitiv von Mühle: Es ist ein schlichtes Stück graues Hartplastik für unverschämte 3,50 Euro, das sich über den Kopf samt der eingelegten Klinge schieben lässt und als Schutz im Kulturbeutel völlig ausreicht. Der Mühle-Klingenschutz passt auch auf die Köpfe vieler anderer Hersteller. Ähnliche Schutzkappen aus weichem Material gibt es auch von anderen Herstellern, daneben bieten einige auch Futterale aus Leder an.

Kapitel 6: Die Rasur in 9 Schritten

Schritt 1: Das Gesicht vorbereiten

Die Standard-Empfehlung zur Rasur-Vorbereitung des Gesichts lautet: warmes Wasser. Das ist an sich auch richtig. Sich einfach nur das Gesicht mit warmem Wasser zu waschen, wird für den beabsichtigten Effekt, die Poren der Gesichtshaut zu öffnen und die Barthaare einzuweichen, wahrscheinlich nicht annähernd so wirkungsvoll sein wie eine warme Dusche. Wenn Sie ohnehin morgens duschen, müssen Sie weiter gar nichts machen, sondern sich lediglich gleich nach der Dusche rasieren.

Im Zuge der Rückkehr der Barber-Shops wird stattdessen gelegentlich empfohlen, das Gesicht mit heißen feuchten Tüchern vorzubereiten. Mühle zum Beispiel hat dazu in sein Sortiment „Rasiertücher" aufgenommen (aus Waffel-Piqué, zwei Stück zu zwölf Euro). Falls Ihnen nicht so wichtig ist, dass Ihr Baumwoll-Frottee in der ungefähren Größe eines handelsüblichen Gästehandtuchs (60 x 45 cm) unbedingt den eingewebten Schriftzug „Rasurkultur" tragen muss, nehmen Sie einfach genau das: ein handelsübliches Gästetuch aus Baumwoll-Frottee.

Wenn Sie das mit dem Tuch grundsätzlich gut finden, hätte ich eine andere Empfehlung: Nehmen Sie ein „Oshibori"-Tuch, wie man es in guten japanischen Restaurants und auf den besseren Sitzen im Flugzeug zur Erfrischung heiß gereicht bekommt. Im Kosmetik- und Praxis-Handel bekommen Sie auch einzeln verpackte Tücher, die Sie gleich samt Verpackung in die Mikrowelle stecken können. Auch das geht mit jedem normalen Baumwoll-Handtuch. Gut nass, aber nicht tropfend,15 bis 30 Sekunden auf einem Teller in die Mikrowelle (das Handtuch dazu nicht rollen!) sollten reichen.

Meine Empfehlung ist und bleibt jedoch die Dusche. Und viel wichtiger als ein Rasier- oder Oshibori-Tuch finde ich, dass Sie sich für das Gesicht und die Rasur ein eigenes Handtuch gönnen. Es ist nicht nur eine Frage des Stils, sondern auch der Hygenie, dass Sie sich nach einer Klingenrasur, bei der es immer zu kleinen Hautverletzungen kommen kann, nicht mit einem Handtuch im Gesicht herumfuhrwerken, mit dem Sie zuvor bereits an anderen Körperstellen unterwegs waren. Für das Gesicht und die Rasur finde ich persönlich sogenannte „Hamamtücher" (die es nicht nur in Strandgröße gibt) angenehm, weil sie zumeist nur auf einer Seite eine hochstehende Frotteestruktur haben.

Schritt 2: Den Pinsel wässern

Der Job des Pinsels bei der Rasur ist es, Creme bzw. Seife in Schaum zu verwandeln. Dazu brauchen Sie warmes Wasser, und das Wasser sollte im Pinsel sein.

Dazu können Sie den Pinsel unter laufendem warmem Wasser abspülen und Wasser ziehen lassen - oder aber Sie legen ihn in warmes Wasser, während Sie duschen. Ich weiß nicht, was Sie unter der Dusche morgens veranstalten, ich benötige dort jedenfalls nicht mehr als fünf Minuten. Für das Wässern des Pinsels reicht das auf jeden Fall.

Die einfachste Variante: Waschenbecken, Stöpsel, Wasser rein, Pinsel rein, fertig. Ich habe mir angewöhnt, den Pinsel in der Schale zu wässern, in der ich anschließend auch den Schaum aufschlage. Das verbraucht nicht nur weniger Wasser als ein halbvolles Waschbecken, sondern hat zwei weitere Vorteile. Der Pinsel liegt bei mir nie samt seines Griffs im Wasser. Es gibt erstens Griffe, von denen ich nicht glaube, dass permanentes Waterboarding ihre Lebensdauer verlängert. Zweitens sind die „Knoten" (also die Haare des Pinsels) bei allen Pinseln lediglich eingeklebt. Ich habe keine Ahnung, welcher Hersteller welche Klebstoffe verwendet, aber auch ihnen dürfte ständige Bewässerung nicht zuträglich sein.

Ich wässere meine Pinsel in der Schale so, dass Einklebestelle und Griff selbst nicht im Wasser stehen. Der zweite Vorteil des Wässerns in der Schale ist, dass die Schale dadurch ebenfalls erwärmt wird, und der Schaum dann mit einem warmem Pinsel in einer warmen Schale geschlagen wird, was sich wiederum angenehm auf die Temperatur des Schaums auswirkt. Dass dieser Effekt in einer Schale, die nicht aus einwandigem Edelstahl besteht, höher ist, versteht sich (denke ich) von selbst.

Schritt 3: Den Schaum schlagen

Ich gehe in diesem Abschnitt davon aus, dass Sie meiner Empfehlung folgen, es für den Anfang mit Creme zu versuchen.

Die Schale (oder Kaffeetasse oder Boule oder Müslischale oder was auch immer), die Sie dazu verwenden, und in der Sie auch schon den Pinsel gewässert haben, sollte ausreichend groß sein. Was heißt ausreichend groß? Alles, was weniger als acht Zentimeter Durchmesser und weniger als fünf Zentimeter Randhöhe hat, ist nach meinem Dafürhalten nicht besonders geeignet. Ein deutlich höherer Rand wirkt sich dann nachteilig aus, wenn Sie einen Pinsel mit sehr kurzem Griff verwenden.

Sie nehmen den gewässerten Pinsel aus der Schale, gießen das Wasser aus und reiben ein Stück Rasiercreme innen auf den Rand der Schale. In den gängigen Tipps lese ich immer wieder von einem Stück in der Größe einer „Haselnuss". Ich habe keine Ahnung, wer das immer wieder aus welchen Gründen bei wem abschreibt, aber das Volumen einer Haselnuss ist bei vielen Cremes definitiv zu üppig bemessen (und ich neige wirklich nicht zu übertriebener Sparsamkeit). Auf der kanadischen Creme von Rockwell Razors lautet die Mengenangabe übersetzt „ein Klecks in Größe eines Nickels" (= US-Quarter-Dollar-Münze = 24,26 Millimeter Durchmesser und damit fast exakt so groß wie ein europäisches 50-Cent-Stück mit 24,25 Millimetern). Das ist nicht entschieden weniger als die Haselnuss, bei der etwas dünnen Rockwell-Creme aber durchaus angemessen.

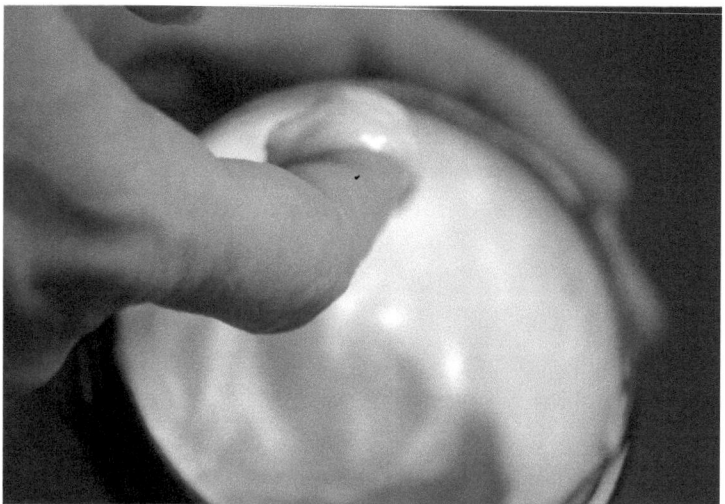

Rasiercreme aus dem Tiegel statt der Tube (hier von Rockwell): Ich nehme eine ordentlich Fingerspitze, die dann innen auf die Wandung der Rasurschale streiche und mit dem Pinsel zu Schaum verarbeite.

Meine Faustregel für die Cremes, die in Deutschland klassischerweise aus der Tube kommen, ist: Etwas mehr, als ich früher Zahnpasta auf den länglichen Kopf einer nichtelektrischen Zahnbürste gedrückt hätte. Was ich damit an Schaum erzeugen kann, reicht bei mir für alle drei Rasurdurchgänge.

Nachdem Sie den Pinsel nun gewässert haben, stellen sich zwei Fragen: Ist da jetzt genug oder zu viel Wasser drin, um einen brauchbaren Schaum hinzubekommen? Und was ist überhaupt ein brauchbarer Schaum?

Auch wenn Sie die Augen verdrehen, lauten die Antworten wieder einmal: „kommt darauf an". Und zwar zunächst auf Ihren Pinsel. Dachs, Borste und Rosshaar ziehen grundsätzlich als Naturhaar in der Regel mehr Wasser im Vergleich zu Kunsthaar. Auch das sind aber nur grobe Werte. Der neue und sehr günstige Synthetik-Pinsel von Rossmann zum Beispiel ist ein regelrechtes Wasser-Wunder (und auch sonst prima). Mein Vorschlag wäre, etwas Wasser aus dem Pinsel zu schütteln, eventuell die Haare ganz leicht zusammenzudrücken (nicht auswringen!) und es einfach auszuprobieren. Nachwässern ist nämlich kein Problem, überschüssiges Wasser aus dem Schaum zu bekommen, dagegen schon.

Was zu der Frage überleitet: Was ist ein brauchbarer Schaum? Die Standard-Antwort lautet häufig, wenn er in etwa die Konsistenz von Schlagsahne hat. Aha. Und von welcher? Meine alten Tanten packten regelmäßig soviel „Sahnesteif" von Dr. Oetker in die Schlagsahne, dass man damit auch eine Klinkerwand hätte stabil verfugen können. Im amerikanischen und englischen Sprachraum gibt es das

Schlagsahne-Ideal für Rasierschaum überhaupt nicht. Dort findet man den Schaum perfekt, wenn er die Konsistenz von Joghurt erreicht hat. Hinzu kommt: Es gibt Cremes, wie zum Beispiel die amerikanische „Cremo", die eigentlich gar nicht für den Pinsel gedacht sind und von Natur aus nicht besonders schäumen.

Ich fürchte, mit dem Schlagsahne-Ideal verhält es sich ähnlich wie mit der „Haselnuss"-Größenangabe für die Rasiercreme-Dosierung. Das schreiben alle munter voneinander ab, wirklich Ahnung hat keiner.

Der Schaum ist dann brauchbar, wenn er nicht zu trocken ist (weshalb Sie das mit der Schlagsahne möglichst vergessen sollten, es ist Quatsch), aber eine gewisse Haltbarkeit auf der Haut erbringen kann. Joghurt ist dafür gar keine schlechte Beschreibung. Wichtig ist, dass der Schaum keine zu großen Luftblasen enthält, damit er wirklich decken und alle Haare ummanteln kann.

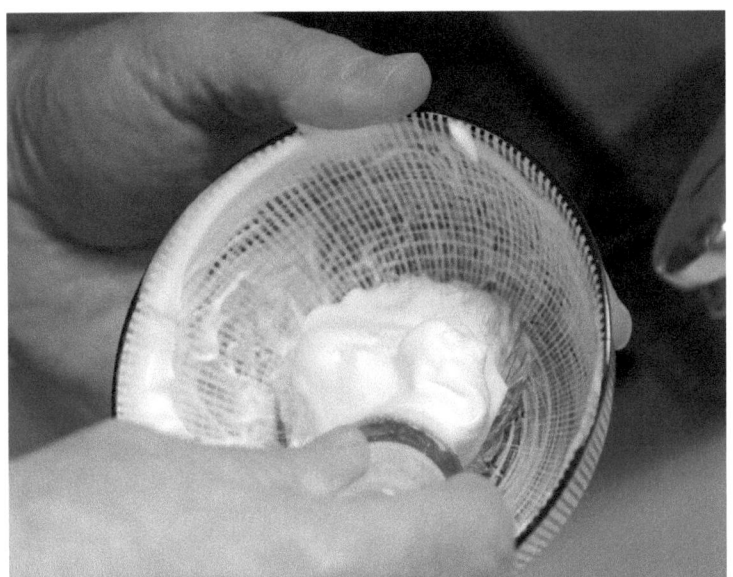

Die richtige Konsistenz des Schaums: Bei mir liegt sie irgendwo zwischen Joghurt und Schlagsahne.

Das Aufschlagen selbst dauert in der Regel nicht länger als 15 bis maximal 30 Sekunden. Wenn Sie einen meditativen Gefallen daran finden, schlagen Sie ruhig länger, nur wird der Schaum davon nicht besser. Wie bei so vielen anderen Rasurdetails gilt auch hier: Sie stehen nicht vor dem Spiegel, um einen Schönheitspreis als bester Schaumschläger zu erringen. Es reicht, wenn der Schaum in Ihrem Gesicht funktioniert. Das müssen Sie ausprobieren. Mal mit mehr, mal mit weniger Wasser. Mal mit etwas mehr, mal mit etwas weniger Creme. Damit Sie wirkliche Vergleichswerte haben, bleiben Sie zunächst bei der einmal gewählten Creme und dem einmal gewählten Pinsel.

Den Schaum aus einer Creme werden Sie mit wirklich jedem Pinsel aufschlagen können. Ob der Pinsel für Sie persönlich die richtige Wahl ist, entscheidet sich im nächsten Schritt, wenn Sie Ihr Gesicht damit einschäumen.

Schritt 4: Das Gesicht einschäumen

Interessieren Sie sich für Food-Fotografie oder wenigstens für Kochbücher? Falls ja, sollten Sie dankbar sein, dass Sie nicht das essen müssen, was auf vielen Fotos wirklich zu sehen ist. Vor allem beim Eis wird massiv getrickst. Manche Fotografen basteln sich das „Eis" aus Speisestärke, andere nehmen Frischkäse, wieder andere schwören auf Margarine mit viel Lebensmittelfarbe. Und für Sahne gibt es eine ganz einfache Lösung: Rasierschaum aus der Dose.

Einschäumen, nicht lackieren

Wenn Sie sich das Gesicht zum ersten Rasurgang einschäumen, sollten sich sich nicht von den Reklamebildern der Dosenschaum-Industrie oder Filmbildern leiten lassen. Beim Einschäumen geht es darum, dass der Schaum die Barthaare einweicht und aufrichtet. Dazu dürfen Sie vor allem eins nicht machen: das Gesicht „lackieren" und mit dem Schaum lediglich anstreichen, damit Ihnen aus dem Spiegel ein möglichst perfektes Schaumbild entgegen strahlt.

Schäumen Sie sich mit kreisrunden Pinselbewegungen ein. Geben Sie dabei ruhig soviel Druck auf den Pinsel, das er ein leicht massierende Wirkung auf Ihr Gesicht hat (und ignorieren Sie die üblichen Internet- Hinweise, der Pinsel sei kein Massagegerät; das ist er sehr wohl). Sehen Sie zu, dass Sie alle Stellen gut einschäumen, die Sie rasieren wollen. Achten Sie lediglich darauf, dass der Schaum an diesen Stellen gut deckt und keine Luftblasen irgendwo den Kontakt zwischen Schaum und Haut verhindern.

Spätestens beim Einschäumen stellt sich heraus, ob Sie den für sich richtigen Pinsel gewählt haben. Es kann durchaus

126

sein, dass Ihnen die Borste doch zu kratzig ist, oder das Dachshaar zu weich oder der Synthetik-Pinsel sich zu unnatürlich anfühlt. Es kann auch sein, dass Sie sich das lediglich einbilden und es Ihnen schlicht an der Gewöhnung mangelt. Garantiert keine Einbildung ist jedoch die durchaus unterschiedliche Schaumqualität, die die einzelnen Cremes hervorbringen. Dabei ist es nach meiner Erfahrung wirklich so, dass die besonders günstigen sich als besonders ungünstig erweisen.

Für das Einschäumen sollten Sie sich ruhig etwas mehr Zeit nehmen als für das Aufschlagen des Schaums. Wichtig ist, dass Sie den Schaum in solcher Masse und Dichte ins Gesicht bringen, dass er nicht schon eintrocknet, bevor Sie mit dem Rasurgang durch sind. Als Faustregel gilt, dass Sie dem Schaum zwei Minuten zum Einwirken geben sollten. Ehrlicherweise halte ich diese Zeit nie ein. Dafür rasiere ich aber die sensibelsten Stelle nicht gleich zu Beginn, so dass dort, wo es wirklich darauf ankommt, die Einwirkzeit tatsächlich zwei oder drei Minuten erreicht.

Keine wirklich elegante Lösung gibt es für die Aufgabe, beim Einschäumen die Atemwege frei zu halten. Direkt unter der Nase benötigen Sie aufgrund der Empfindlichkeit der Schnäuzer-Region die gründlichste Einschäumung. Da hilft eigentlich nur, einmal kräftig, jedoch nicht gehaltvoll durch die Nase auszuatmen. Ich staune immer wieder bei einschlägigen Tutorials auf YouTube, dass es tatsächlich Männer gibt, die sich mit offenem Mund einschäumen. Nun riechen Creme und Schaum ja nicht schlecht, wenn Sie sich etwas Nettes ausgesucht haben, aber aus gutem Grund sind sie nicht für den menschlichen Verzehr vorgesehen. Ich presse schlicht die Lippen beim Einschäumen aufeinander und ziehe die Lippenpartie anschließend mit dem umgedrehten Fingernagel des Zeigefingers sauber. Wenn Sie bessere Lösungen kennen, bin ich für Hinweise jederzeit dankbar!

Pre-Shave-Produkte: überflüssig

Im Kapitel zur Ausstattung habe ich bereits alles zu Pre-Shave-Cremes und -Ölen gesagt, was Sie wissen müssen: Sie brauchen nichts davon, zumindest nicht bei täglicher Rasur. Vor dem Schaum ein Pre-Shave-Öl aufzutragen, kann Ihnen helfen, wenn Sie einen Dreitagebart oder noch längeres Haar im Gesicht tragen. Völlig unverständlich wird mir in diesem Zusammenhang auf ewig die Anwendung der „Crema pre Barba" von Proraso bleiben, auf die viele Freunde der Nassrasur allerdings schwören. Einen interessanten Hinweis verdanke ich dazu dem Junior-Chef einer der besten Parfümerien in NRW (Förster an der Oststraße in Düsseldorf), der sie für falsch verkauft und falsch angewandt hält: Eine Wirkung könne sie durchaus haben, wenn man sie am Vorabend auftrage.

Für mich riecht das Zeug wie ein Erkältungsmittel. Aber richtig ist der Hinweis natürlich trotzdem: Am Vorabend eine Gesichtscreme zu verwenden, schadet sicher nicht. Unmittelbar vor dem Einschäumen ist es jedoch schlicht Unfug. Ich nehme an, dass die herbeigeredete Vorliebe für Pre-Shave-Produkte letztlich auf die Anwender von Dosenschaum abzielt, was durchaus einen Sinn ergäbe.

Ein Öl könnte die Haut vor der narkotisierenden Wirkung dieses Zeugs schützen. Da Dosenschaum überdies meist steif und trocken ist (die Konsistenz erinnert wirklich an die schlimme Schlagsahne meiner Tanten), könnte ein Pre-Shave-Öl die Haut vor Schnitten.

Schritt 5: Der erste Rasurgang

Zur Sicherheit noch einmal der Hinweis: Ich gehe bei dieser Anleitung davon aus, dass Sie sich auch gestern schon rasiert haben, und dass es bei dieser Rasur hier darum geht, maximal 0,4 Millimeter Bartwuchs aus Ihrem Gesicht zu entfernen, jedoch keinen Dreitagebart oder eine Langhaar-Gesichtsfrisur. Sie haben jetzt Ihr Gesicht vorbereitet, den Pinsel gewässert, die Creme zu Schaum geschlagen und das Gesicht eingeschäumt. Bevor Sie jetzt zum Rasierer greifen, sorgen Sie im Bad für Ruhe. Damit meine ich: Stille, Sie sind allein und schließen die Tür hinter sich. Die Welt hat jetzt 15 Minuten Pause.

Ruhe im Bad!

Sollten Sie auf den an sich ganz zauberhaften Spleen verfallen, zu Ihren drei Rasurgängen aus Rossinis „Barbier von Sevilla" erst das „Largo Al Factotum", dann „All'idea Di Quell Metallo" und zum Abschluss „A un Dottor Della Mia Sorte" in Ihr Bad streamen zu wollen (was in der 2009er Aufnahme der Mailänder Scala sogar zeitlich recht genau zu jedem einzelnen Rasurgang hinkäme), so muss ich Ihnen bei aller Sympathie für die hübsche Idee und Ihren ausgezeichneten Musikgeschmack dennoch davon abraten. Kein Rossini und kein Radio bei der Rasur, nicht einmal dauerhaft laufendes Wasser! Zum Rasieren brauchen Sie nämlich auch die Ohren.

Ein guter Rasierer gibt Ihnen vom ersten Zug an eine akustische Rückmeldung: „scrrr, scrr, scrrr" = alles gut. So lange Sie dieses Geräusch hören, machen Sie alles richtig. Bleibt es aus und klingt eher wie „pfff, pfff, pfff" = lassen Sie Ihre Haut leben; da waren Sie schon. Die Stelle ist für diesen Rasurgang fertig. Das ist letztlich eine Typfrage, aber je länger Sie sich rasieren, desto mehr werden Sie vielleicht auf die Akustik der Rasur achten.

Wie in den vorherigen Abschnitten erläutert, beginnen Sie an den unproblematischen, großflächigen Stellen, also unter dem rechten oder linken Ohr die Wange hinunter, oder, wenn Ihnen das mehr liegt, am Hals. Vor dem ersten Zug spülen Sie die Klinge unter heißem Wasser ab, so dass sie sich erwärmt.

Rasieren mit heißer Klinge, keine „Nachrasur"

Sorgen Sie dafür, dass Sie nur dort rasieren, wo die Haut zu einer glatten Oberfläche gespannt ist. Das Blödeste, was Ihnen passieren kann, sind Hautfaltungen vor der Klinge. Das können natürliche Falten sein, sie können aber auch dadurch entstehen, dass sie sich beim Zug des Rasierers vor der Klinge auffalten. Diese vermeiden Sie, indem Sie die freie Hand benutzen, um die Haut gegen die Zugrichtung des Rasierers leicht zu straffen.

Nach jeweils zwei, drei kurzen überlappenden Zügen spülen Sie Klinge und Rasierkopf ab. Alternativ wechseln sie nach drei Zügen auf die noch nicht benutzte Seite der Klinge und spülen entsprechend alle sechs Züge alles ab (je mehr Übung Sie haben, desto großzügiger werden Sie dabei werden). Als fließendes heißes Wasser noch ein Luxus war, geschah das häufig im stehenden Wasser eines zu einem Viertel gefüllten Waschbeckens. Soweit sollten weder Ihr Geiz noch Ihr löbliches Ressourcen-Bewusstsein gehen. Die Klinge wird dabei nicht sauber genug, der Kopf auch nicht - und dieses Waschbecken möchte ich anschließend auch nicht putzen müssen.

Halten Sie sich bei diesem ersten Gang daran: Wo kein Schaum mehr ist, wird auch nicht nachrasiert. Was dort noch an Haaren steht, wartet auf den zweiten Durchgang. Vertrauen Sie mir einfach. Das Gesamtergebnis wird Sie zufriedenstellen.

Nach Hals und Wangen nehmen Sie sich die empfindlicheren Stellen vor: Den Bereich von unter dem Kinn bis zur Unterlippe, die Mundwinkel und den Bereich zwischen Nase und Oberlippe. Bleiben Sie beim ersten Durchgang bei Zügen von oben nach unten, die Sie gerade oder diagonal ausführen. Ist kein Schaum mehr an den zu rasierenden Stellen, ist der Durchgang beendet.

Falls dennoch Blut fließt: Abbruch

Falls Sie jetzt irgendwo Blut im Gesicht haben: Brechen Sie an dieser Stelle sofort ab. Denn wenn Sie es bis hierher nicht unfallfrei geschafft haben, werden die beiden folgenden Durchgänge kein schönes Erlebnis. Falls Sie Probleme hatten, versuchen Sie möglichst genau herauszufinden, woran es gelegen hat - und machen Sie es morgen früh besser.

Hier ein paar Leitfragen für den Fall, dass Sie Schwierigkeiten hatten:

1.) Haben Sie den richtigen Rasurwinkel per Abrollen über die Kopfplatte gefunden, so wie dies im Kapitel zur Hobelbenutzung beschrieben ist?

2.) Haben Sie vermieden, den kompletten Rasierer-Kopf ins Gesicht zu drücken?

3.) Haben Sie vermieden, Druck auf den Rasierer auszuüben? - Die Klinge war frisch und richtig eingelegt?

4.) Das Gesicht war nass und gut eingeschäumt?

5.) Sie haben hektische und unaufmerksame Züge mit dem Rasierer vermieden?

Hat alles geklappt? Keine Schnitte oder Kleinverletzungen? Super, dann weiter zum zweiten Rasurgang!

Schritt 6: Der zweite Gang – à rebours!

"À rebours" (Gegen den Strich) ist der Titel des Hauptwerks des Autors Joris-Karl Huysmans (1848-1907) und einer der Höhepunkte der französischen Dekadenz-Literatur der Jahrhundertwende. Der Roman hat mit der Rasur überhaupt nichts zu tun, ich wollte nur den Titel als Abschnitts-Überschrift des Effektes wegen klauen. Denn ich weiche hier betont von der „klassischen" allgemein verbreiteten Abfolge der drei Rasurdurchgänge ab. Die lautet: 1.) mit dem Strich, 2.) diagonal und quer, 3.) gegen den Strich.

Keine Frage, das kann man so machen, und die meisten geübten Freunde der Nassrasur tun es auch irgendwie so ähnlich. Ich weiche deshalb davon ab, weil ich es für unnötig und in Wahrheit ein bisschen praxisfremd halte, die technischen Raszurzüge an einzelne Rasurgänge zu koppeln. Mir selbst gelingt das im übrigen auch gar nicht. Erste Diagonalzüge führe ich nämlich bereits im ersten Durchgang aus. Im zweiten Durchgang einer täglichen Rasur auf Züge „gegen den Strich" zu verzichten, wäre mir gar nicht möglich – zumal die Diagonal- und Querzüge auch teils „gegen den Strich" gerichtet, wenn auch nicht „über Kopf" ausgeführt sind.

Bevor der zweite Durchgang beginnt, waschen Sie Ihr Gesicht mit warmen Wasser ab. Und zwar am besten beidhändig. Dabei spüren Sie mit den Händen auf der gut durchgeweichten Haut, wo noch Stoppel stehen. Fahren Sie sich beim Waschen mit den Händen „gegen den Strich" (also gegen die Bartwuchsrichtung) durch Ihr Gesicht. Diesen noch bebarteten Stellen gilt im zweiten Durchgang Ihre größte Aufmerksamkeit. Merken Sie sich diese Stellen.

Schäumen Sie nun das Gesicht wieder gründlich mit dem Pinsel ein, in dem sich noch ausreichend Schaum für diesen zweiten und auch für einen dritten Rasurgang befindet.

Viele Nutzer eines Systemsrasierers, aber auch die eines klassischen Rasierhobels, haben vor der Rasur „gegen den Strich" aus den falschen Gründen Respekt. Sie steht im Verdacht, nicht nur besonders raus bis schmerzhaft zu sein, sondern wie auch gern für die Ursache von „Rasurbrand" und Unbill aller Art gehalten. Nichts davon trifft zu. Deshalb empfehle ich Ihnen, den zweiten Durchgang komplett gegen den Strich und mit vielen Zügen „über Kopf", also mit Rasurzügen von unten nach oben zu rasieren. Hier zahlt sich jetzt übrigens aus, wenn Sie meiner Empfehlung ins Bezug auf die Hobel-Modelle gefolgt sind.

Vorschlag: Beginnen Sie unten am Hals. Sie haben es (wahrscheinlich, das ist abhängig von Ihrem Bartwuchs) leichter, wenn Sie keine kerzengerade vertikalen Züge machen, sondern leicht diagonal rasieren.

Bei der Rasur „über Kopf" haben viele Angst vor einer höheren Schnittgefahr. Das ist gar nicht schlecht, wenn es Sie nicht lähmt und nervös macht, sondern einfach zu höherer Konzentration und größerer Vorsicht führt. Etwas Übung erfordert es lediglich, hier den jeweils richtigen Winkel zu finden. Machen Sie es wie gelernt: Kopfplatte aufsetzen, abrollen bis zum Klingenkontakt, kurze, leicht überlappende vorsichtige Züge. Und vor allem: Achten Sie bei diesen Zügen besonders auf eine gestraffte Gesichtshaut.

Ihre Barthaare und Ihre Haut sind jetzt so gut eingeschäumt, das eigentlich nicht viel schiefgehen kann - wenn Sie nicht leichtsinnig werden. Kein Druck, keine Hektik, keine Kurven mit der Klinge fahren - und nirgendwo rasieren, wo Sie schon waren und kein Schaum mehr ist. Bei diesem zweiten Rasurgang ist es besonders wichtig, auf die Akustik zu achten.

Im Bereich zwischen Oberlippe und Nase mache ich fast ausschließlich diagonale, sehr kurze Züge, die aber alle „über Kopf" Anders bekommen Sie die Stelle direkt unter dem Nasensteg nicht sauber.

Es gilt das gleiche, wie beim ersten Durchgang: Falls Sie irgendwo Blut im Gesicht haben - brechen Sie an dieser Stelle ab. Sie sind schon sehr weit gekommen, aber erzwingen Sie nichts, was heute einfach nicht sein soll. Gibt es Probleme, versuchen Sie wieder möglichst genau herauszufinden, wie sie entstanden sind - und morgen früh machen Sie es besser.

Wenn alles gut funktioniert hat, dann schreiten Sie jetzt zum Finale im dritten Durchgang.

Schritt 7: Der dritte Gang – vertraue der Macht!

Erinnern Sie sich an die entscheidende Szene des allersten „Star Wars"-Films, in der Luke Skywalker den Todesstern in die Luft jagt? Alle anderen X-Wings sind von Darth Vader und seinen TIE-Fightern bereits abgeschossen worden. Luke rast mit der letzten Rebellen-Maschine durch den

Graben auf den Lüftungsschacht zu, in den er seine Torpedos feuern muss. Luke visiert den Schacht durch sein Zielgerät an, als er die Stimme von Obi-Wan hört: „Vertraue der Macht, Luke." Er zweifelt, aber dann sagt die Stimme Obi-Wans: „Gib Dich der Macht hin." Und als Obi-Wan schließlich sagt: „Luke, vertraue mir", schaltet Skywalker den Zielcomputer aus und fliegt „blind" auf das Ziel zu.

So etwas Ähnliches schlage ich Ihnen für den dritten Durchgang auch vor. Viele geübte Freunde der Nassrasur beginnen erst im dritten Durchgang mit der Rasur gegen den Strich und „über Kopf". Wenn Sie meiner abweichenden Empfehlung in Schritt 6 gefolgt sind, dann ist im dritten Durchgang für Sie deutlich mehr drin.

Wie nach dem ersten Rasurgang, waschen Sie sich auch nach dem zweiten zunächst das Gesicht mit warmem Wasser ab. Dazu nehmen Sie wieder beide Hände. Was Sie jetzt noch an Bartstoppeln im Gesicht spüren, kann nicht mehr besonders viel sein.

Sie können sich jetzt wie gehabt einschäumen und dann an den Stellen nachrasieren, an denen die Haut noch nicht wirklich haarlos glatt ist. Oder Sie probieren mal etwas anderes aus. Strenggläubige Rasur-Traditionalisten werden das ablehnen, aber vielleicht gefällt es Ihnen ja. Für den dritten Gang nehme ich oft gar nicht mehr den Pinsel. Stattdessen ziehe ich zwischen Daumen und Zeigefinger den verbliebenen Schaum aus dem Pinsel und schäume das Gesicht mit den Händen ein.

Dabei fühle ich noch viel genauer als beim Abwaschen mit Wasser, wo ich noch einmal mit dem Rasierer hin muss. Dabei rasiere ich mich wirklich häufig mit geschlossenen

Augen, zumindest blicke ich nicht mehr in den Spiegel. Ich fasse den Rasierer sehr eng am Kopf, so dass der Zeigefinger fast so etwas wie eine zweite Schaumkante bildet. Ich fühle, wo ich hin muss, und die akustische Rückmeldung des Rasierers ist dafür genug Resonanz.

Sie müssen das natürlich nicht so machen. Sie können auch einen ganz normalen dritten Durchgang einlegen, bei dem Sie sich einfach auf die Stellen konzentrieren, an denen es Ihnen noch nicht glatt genug ist, und die Sie dann mit den Zügen nachrasieren, die Ihnen geeignet erscheinen. Das ist etwas weniger verwegen, aber führt auch zum Ziel.

Ich benutze für die Rasur in der Regel zwei verschiedene Hobel, die ich auch nicht immer mit der gleichen Klingensorte bestücke. Während die Köpfe der Systemrasierer so aufgebaut sind, dass von Klinge zu Klinge die Exposition und damit die Aggressivität zunimmt, verfahre ich genau gegenteilig. Für den ersten Rasurgang verwende ich meist einen Hobel mit einem etwas weiter geöffneten Klingenspalt oder stelle einen Adjustable entsprechend ein. Bereits im zweiten Rasurgang gegen den Strich nehme ich dagegen häufig schon einen etwas sanfteren Hobel, aber keinesfalls eine weniger scharfe Klinge. Der sanftere Hobel kommt auf jeden Fall im dritten Rasurgang zur Anwendung. Je nachdem, wie die Rasur verläuft, nehme ich für den dritten Gang nicht mehr den Schaum aus dem Pinsel, sondern reibe etwas „Cremo" direkt ins Gesicht.

Durch die überlappenden Rasurzüge haben Sie am Ende des dritten Rasurgangs einige Hautstellen zwischen neun und 12 mal mit einer offenen, sehr scharfen Klinge bearbeitet. Das ist zwar sehr viel schonender als jede Anwendung eines Systemrasierers. Aber deshalb wird es trotzdem von Durchgang zu Durchgang wichtiger, dass Sie keine Stellen rasieren, die nicht sehr gut mit Schaum geschützt sind.

Nach dem dritten Durchgang sollten Sie den restlichen Schaum mit einem frischen Handtuch aus dem Gesicht tupfen und danach die Poren schließen.

Schritt 8: Der Abschluss...

...ist schnell gemacht: Sie haben in den vergangenen 20 Minuten alles unternommen, um Ihre Hautporen zu öffnen, jetzt sollten sie geschlossen werden. Und was nehmen wir dafür? Kaltes Wasser! Für die ganz Harten: Eiswasser! Und immer hinein damit ins Gesicht.

Sind irgendwo kleine Schnitte oder Mikro-Verletzungen der Haut aufgetreten, sollte jetzt der Alaun-Stein oder Rasierstift zum Einsatz kommen (siehe das Kapitel zur Ausstattung). Was Sie bitte nicht aufführen, ist die Slapstick-Show aus alten Hollywood-Filmen (oder aktuellen tantenhaften ARD- und ZDF-Fernsehfilm-Drehbüchern) mit den abgerissenen Klopapier- oder Tempotuch-Stückchen im Gesicht. Nicht, weil es aussähe, als seien Sie leicht betreuungsbedürftig (was es in der Tat tut), sondern weil es unhygienisch ist. Sie wollen ja nicht möglichst lange Ärger mit diesen kleinen Wunden haben, sondern sie loswerden.

Anschließend sollten Sie der Haut ein Cremchen oder ein After Shave Balsam oder ein Rasierwasser gönnen. Oder erst ein Rasierwasser und mit etwas Verzögerung eine Creme. Oder was auch immer Sie mögen. Das sind reine Geschmacksfragen, deren Entscheidung nicht zuletzt davon abhängt, was Sie mit dem Rest des Tages vor der Badezimmertür nach dem abgeschlossenen Ritual anfangen wollen.

Wenn Sie an der klassischen Nassrasur Gefallen finden und dabei bleiben, ist es recht wahrscheinlich, dass Sie in absehbarer Zeit mehr als einen Rasierhobel, mehr als einen Pinsel, mehr als eine Creme und mehr als eine Klingensorte besitzen, von dem Berg an Cremes und After Shaves ganz zu schweigen.

Ich habe mir im Laufe der Zeit angewöhnt, dass komplette Set vor dem Duschen festzulegen: Welche Rasiercreme (oder Seife), wovon abhängt, welcher Pinsel in welcher Schale während des Duschens gewässert wird. Zwei Hobel und die Klingen lege ich immer sonntags für die ganze Woche fest. Welche Kombination von Creme und After Shave (und Deo) ich verwende, entscheide ich danach, ob und wenn welches Eau de Toilette ich an diesem Tag trage, was wiederum vom Terminkalender abhängt.

Vorher ist allerdings noch eine Kleinigkeit zu erledigen.

Schritt 9: Die Reinigung

Im Frühjahr 2013 stellte Dovo die Produktion des bis dahin aufwändigsten Merkur-Rasierers „Vision 2000" schließlich ein. Wer in Solingen nachfragte, bekam zur Antwort, die Zahl echter oder vermeintlicher Garantiefälle des selbst von Fans bisweilen als „Nothammer" verspotteten Rasierers habe in keinem Verhältnis zu den überschaubaren Verkaufszahlen gestanden. Mit einem Verkaufspreis von 135 Euro (2010) lag der „Vision" in der Oberklasse klassischer deutscher Nassrasierer. Konstruiert hatte Merkur das Modell im an den „Futur" angelehnten Design nach dem Vorbild der Gillette-Adjustables, die von 1955 bis bis zur Produktionseinstellung 1988 den weltweiten Standard für Rasierer mit einstellbarem Klingenspalt darstellten.

Mit den bis heute gebauten Modellen „Progress" und vor allem dem „Futur" von 1986 hatte Merkur bereits zwei sehr präzise und äußerst erfolgreiche „Adjustables" auf dem Markt, denen aber ein besonderes Gillette- Merkmal fehlte: Die Kombination der Einstellbarkeit mit einem „Butterfly"-Verschluss anstelle einer normalen Kopfplatte. Technisch bedeutete das das Verbauen von zwei Gewindefunktionen in einem Rasierer: Die Adjustable- Mechanik hebt und senkt die Kammplatte, wodurch der Klingenspalt vergrößert bzw. Verkleinert wird. Ein zweiter Drehmechanismus (daher englisch TTO = Twist to open) öffnet und schließt die in der Mitte geteilte Kopfplatte.

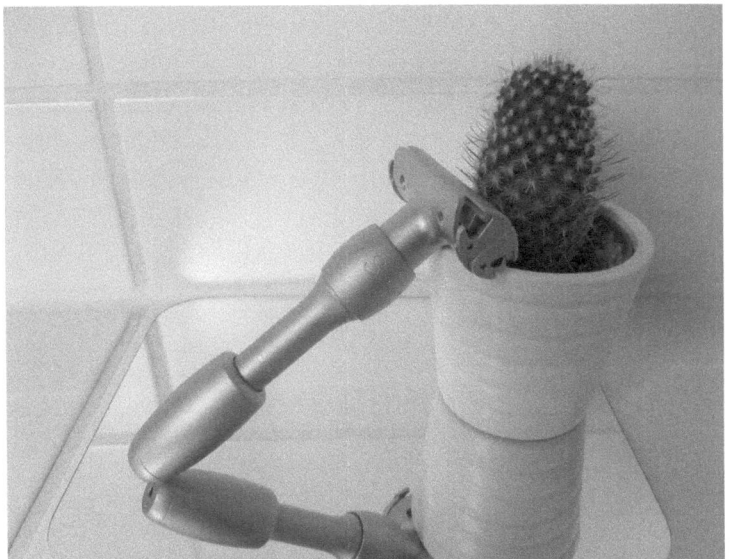

Einer der genialsten Flops, die jemals in Solingen konstruiert worden sind: Der Merkur „Vision", dessen Produktion 2013 eingestellt wurde. Das Rasurergebnis war überragend, aber die Kunden mochten das Design des „Nothammers" nicht und scheiterten an der Reinigung.

Wie groß die Verzweiflung über die Kundenreklamationen gewesen sein muss, lässt sich den „Beipackzetteln" der letzten ausgelieferten Modelle entnehmen. Anders, als bei allen anderen Rasierern, lieferte Dovo/Merkur eine Demontage-Anleitung zur Reinigung des mechanisch aufwändigen Rasierers mit, um die beweglichen Teile des klobig aussehenden, aber anfälligen Geräts säubern zu können. Zusätzlich wurde ein weiterer Zettel mit dem ernstlichen Hinweis beigelegt, den „Vision" zur Reinigung regelmäßig in Essigwasser einzulegen, um Seifen- und Kalkrückstände zu entfernen, die die Mechaniken des Modells behinderten. Am Ende war das alles den Kunden wie auch dem Hersteller zu viel.

Das grundsätzliche Problem - kalkhaltiges Wasser und Seifenrückstände - setzt allen Geräten zu, die bei der klassischen Nassrasur zur Anwendung kommen. Jeder Rasierer, jeder Pinsel und jede Klinge werden von ihnen angegriffen und auf Dauer unbrauchbar gemacht, wenn keine regelmäßige Reinigung erfolgt. Und regelmäßig bedeutet: Nach jeder Benutzung oberflächlich, und bei täglichem Gebrauch etwas gründlicher größeren zeitlichen Abständen.

Die tägliche Reinigung

a) Pinsel:

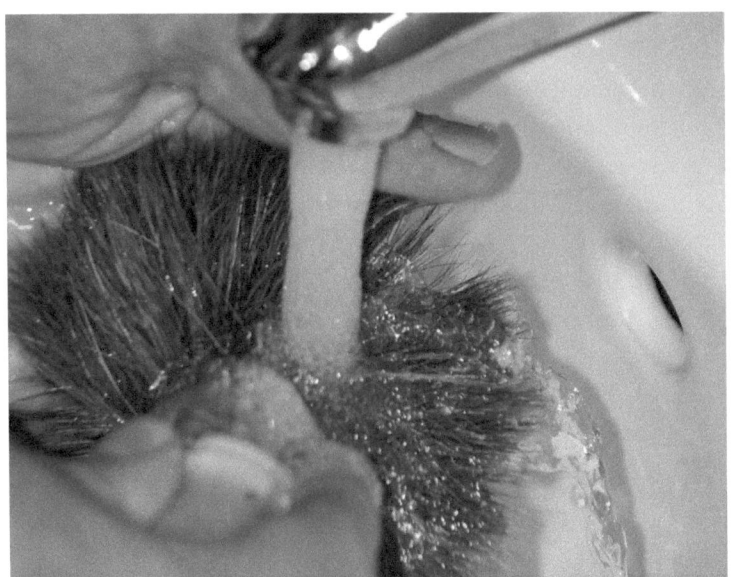

Den Pinsel unter fließendem warmen (nicht heißen!) Wasser in der Hand ausspülen, bis Sie den Eindruck haben, nur noch Haare und Wasser zu spüren.

Für die normale Gebrauchsreinigung reicht es, den Pinsel unter handwarmem, fließenden Wasser in der Hand auszuwaschen, bis Sie den Eindruck haben, dass die Reste von Schaum und Seife raus sind. Wringen Sie nicht daran herum, vor allem nicht an einem Pinsel aus Naturhaar. Wichtig: Das Wasser muss aus den Haaren heraus.

Die einfachste Methode ist: Den Pinsel in der Dusche kräftig „ausschlagen" und dann an der Luft trocknen lassen. Nicht auf die Heizung stellen, nicht föhnen, bloß gut belüften. Wenn Sie den Pinsel täglich nutzen, wird er am nächsten Morgen immer noch nicht trocken sein. Das macht aber nichts. Wenn Sie das Wasser ausgeschlagen haben, kann der Pinsel dabei keinen Schaden nehmen.

b) Rasierhobel:

Die meisten gebräuchlichen Rasierer sind aus verschiedenen Metallen konstruiert, bei einigen kommt Kunststoff hinzu. Für die Griffe, Platten und Mechaniken werden in der Regel Messing, Edelstahl und Zinkdruckguß verwendet. Die Oberflächen der Metalle werden veredelt, häufig mit Chrom. Für diese Metalle gelten im Prinzip die gleichen Reinigungshinweise wie für alle Edelstahlflächen in der Küche und/oder die Chromarmaturen am Badezimmer. Da diese Oberflächen von Kalk- und Seifenrückständen angegriffen werden, sollten Sie den Rasierer im täglichen Gebrauch nach jeder Rasur gründlich abspülen und trocknen lassen.

Da die Klinge eingelegt bleibt, wischen Sie bitte zur Trocknung nicht mit einem Handtuch daran herum. Wie beim Pinsel verbietet sich auch beim Rasierer der Einsatz eines Föhns oder die Ablage auf der Heizung.

c) Klinge:

Für die Klinge können Sie leider nicht viel tun. Denn jede Reinigung, bei der Sie den Schnittgrad der Klinge berühren, birgt die Gefahr der Beschädigung. Dann hätten Sie zwar eine saubere Klinge, aber im Ergebnis können Sie sie dann nur noch wegwerfen. Spülen Sie die Klinge (im Rasierer! Nicht herausnehmen!) unter heißem fließenden Wasser ab, um Haarreste und Seifenrückstände so gut es geht zu entfernen. Dazu ist es hilfreich, den Griff des Rasierers um ein oder zwei Drehungen zu lockern, damit das Wasser auch Rückstände zwischen der Klinge und den sie fixierenden Kopf- und Kammplatten wegspülen kann.

d) Rasierschale:

Wenn Sie der Empfehlung gefolgt sind, zunächst auf vorhandenes Haushalts-Geschirr zurückzugreifen, haben Sie es ganz einfach: Spülmaschine. Nutzen Sie eine Schale aus Edelstahl oder Holz, gelten die Reinigungs- und Pflegehinweise für diese Materialien.

Die regelmäßige Reinigung

a) Pinsel:

Wenn Sie Ihren Pinsel täglich oder wenigstens alle paar Tage im Wechsel nutzen, dann werden das kalkhaltige Wasser, vor allem aber die Seifenrückstände des Schaums das Material trotz der Reinigung mit Wasser nach dem jeweiligen Gebrauch angreifen. Ein Naturhaar-Pinsel besteht letztlich aus nichts anderem, als Ihre eigene Körperbehaarung: Es handelt sich um Horn, was eine nettere Bezeichnung für abgestorbenen Zellen ist. Haar besteht aus einem Faserstamm, der von einer dünneren Schuppenschicht einander übergreifender Zellen ummantelt ist, einem Tannenzapfen nicht unähnlich. Es gehört nicht viel Vorstellungskraft dazu, das festgesetzte Seifenrückstände und kalkhaltiges Wasser hier zerstörerisch wirken. Deshalb sollten Sie den Pinsel alle paar Wochen mit einem Spülmittel oder Haar-Shampoo auswaschen. Kunsthaar ist wesentlich unempfindlicher, sollte aber ebenfalls hin und wieder einer gründlichen Reinigung unterzogen werden - schon allein aus hygienischen Gründen.

b) Rasierhobel:

Wenn Sie ganz normale Hobel wie die empfohlenen Modelle 23c von Merkur und R89 von Mühle eine Woche lang im täglichen Gebrauch haben, kann man an der Unterseite der Köpfe bald nicht mehr erkennen, ob es sich beim Finish eigentlich um eine Hochglanz- oder eine Mattverchromung handelt. Dass sieht nicht nur ungepflegt aus. Die Oberfläche ist stumpf, die Kalk-Ablagerungen schließen auch Sulfatrückstände ein, es kommt zu einem Schichtaufbau von Ablagerungen, welche am Ende Ihren Rasierer beschädigen können. Diese Verdreckung ist für Modelle mit innerer Verschraubung, für alle Arten von Adjustables sowie alle Butterfly-Verschlüsse ein die Nutzungsdauer erheblich verkürzender Cocktail, dem Sie nur mit regelmäßiger Pflege Herr werden.

Für den eingangs erwähnten „Vision" empfahl Merkur, „die beweglichen Teile bei JEDEM Klingenwechsel z.B. mit einer Nagelbürste gründlich zu reinigen. Nur durch sorgfältige Entfernung der Seifenreste ist die langfristige Funktion der Verstellmechanik gewährleistet." Im Laufe der Zeit habe ich mir angewöhnt, jeweils zwei Hobel eine Woche lang täglich zu benutzen. Am Sonntag ist bei mir der Tag für die Grundreinigung und den Klingenwechsel. Zur Grundreinigung nehme ich normalerweise eine elektrische Zahnbürste mit einem ausrangierten weichen Bürstenkopf. Mein Reinigungsmittel erster Wahl ist Spülmittel ohne jeden Zusatz von Scheuermitteln (weil das den Oberflächen nicht bekommt). Anschließend poliere ich alle Teile mit dem gebrauchten Rasier-Handtuch sauber, das ohnehin in die Wäsche muss.

Bei Adjustables und ihren empfindlichen Mechaniken folge ich der Merkur-Empfehlung für den „Vision", alle drei Monate eine Entkalkung vorzunehmen, indem ich die Teile für eine Stunde (länger ist schädlich) in eine 30 bis 40 Grad warme Essiglösung einlege (Mischungsverhältnis Essig-Wasser 1:4); danach muss man den Geruch wieder herunterbekommen. Eine Alternative, mit der viele Sammler gute

Erfahrungen gemacht haben, sind Geräte zur Ultraschall-Reinigung, mit denen ich allerdings keine Erfahrung habe (ich will einfach nicht noch ein Haushaltsgerät herumstehen haben, schon gar nicht mit unnötiger Reinigungssuppe).

Bei Adjustables, Rasierern mit innerer Verschraubung (wie dem sehr verbreiteten Merkur 34c oder den „Twist"-Modellen von Mühle) und Butterfly-Verschlüssen wird das Reinigen auf Dauer allein nicht reichen. Aus gutem Grund liefert zum Beispiel Merkur reichlich geölt aus. Das Öl dient nicht nur der Erhaltung der Gangbarkeit von Verschraubungen und Mechaniken, sondern vor allem dem Schutz vor Korrosion. Hin und wieder einen Tropfen Öl nachzugeben, kann also nicht schaden - nur was nimmt man dafür?

Die Reinigungsallzweckwaffe WD 40, die auch einen guten Korrosionsschutz bietet, ist dafür eher ungeeignet, weil sie überwiegend aus Petroleum besteht, das nicht mit der Haut in Berührung kommen sollte. Eine Alternative sind Waffenöle. Das klassische Ballistol kann im Kontakt mit Messing zu Verfärbungen führen, eine gute Alternative ist „Gunex" (ebenfalls von Ballistol). Es geht aber auch viel einfacher, preisgünstiger und weniger martialisch. Aus gutem Grund werden die meisten Rasierklingen in einem Papier ausgeliefert, das mit Paraffin getränkt ist. Deshalb ist (billiges) Paraffinöl (auch unter dem Namen Weißöl verbreitet, der Grundstoff ist paraffinum liquidum) aus dem Supermarkt eine gute Wahl. Es ist auch der Grundstoff für Nähmaschinenöl sowie Massage- und Babyöl (was aufgrund der Parfüm-Zusätze nicht so sehr nach Waffenschrank riecht).

c) Klinge:

Die regelmäßige Klingenreinigung heißt „Entsorgung". Über Jahre habe ich fast ausschließlich Klingen genutzt, die nicht nur einzeln in Paraffinpapier verpackt sind, sondern auch in einem kleinen Kunststoffspender verkauft werden. Die gebrauchten Klingen habe ich auf der Unterseite dann in den Spender zurückgeschoben, und den gefüllten Spender anschließend in den normalen Hausmüll geworfen. Nun produziert kein Nutzer klassischer Doppelklingen besonders große Müllberge (ich komme auf rund 100 bis maximal 120 Klingen im Jahr), aber auch die kann man sinnvoller entsorgen. Ich sammle derzeit die gebrauchten Klingen in einem „Klingensammler" (kam in einem günstigen Paket mit meinem Rockwell 6c). Die Plastikspender entsorge ich jetzt über den gelben Müll, die Klingen (immerhin Edelstahl) gebe ich beim örtlichen Wertstoffhof ab, wenn ich ohnehin dort vorbei muss. Das wird den Planeten nicht retten (siehe den Abschnitt Müll im Kapitel „Vier Argumente"), aber es ist eine von vielen Kleinigkeiten, die im persönlichen Verhalten einen Unterschied machen.

Kapitel 7: Eine Renaissance?

Das ideale Rasurergebnis

Aus gutem Grund habe ich mich in dieser Anleitung trotz einiger kultur- und mentalitätsgeschichtlicher Hinweise weitgehend darauf beschränkt, vor allem den technischen Vorgang der klassischen Nassrasur zu erklären. Denn was eigentlich das erwünschte Rasur-Ergebnis einer technisch optimalen Nassrasur ist, das ist ideologisch belastetes und vermintes Gelände.

In fast allem, was Sie zur Rasur welcher Art auch immer lesen können, wird unabhängig jeder aktuellen Diskussion über „toxische Maskulinität" entweder verdeckt oder sehr offen das Ideal einer Rasur hochgehalten, deren Ergebnis ein Rasurbild ist, das Ihr Gesicht glatt wie einen Baby-Popo hinterlässt, häufig englisch-amerikanisch als „BBS" (Baby Butt Smooth) abgekürzt. Ganz gleich, ob Sie dieses extrem glatte Rasur-Ergebnis als Hautgefühl persönlich mögen: Finden Sie es bei ungetrübtem Tagesbewusstsein und klarer Sicht nicht wenigstens merkwürdig, wenn erwachsene Männer den Zustand eines Baby-Hinterns zur Ideal- Erscheinungsform ihres Gesichts erklären - und nicht einmal den Ansatz des Verdachts hegen, eine weniger freundliche Übersetzung für „BBS" könnte auch „Arsch mit Ohren" lauten?

Hauptsache sauber

In Deutschland wäre dieses nach Unschuld aussehende Saubermann-Ideal ja zur Not noch als historisches Erbe der Nachkriegsjahre zu erklären: Man kann das sicher netter sagen, aber im Ergebnis stammen wir mehrheitlich von Nazis ab, die angeblich nie welche gewesen sein wollten, sich aber in der 50er Jahren von einer gouvernantenhaften, unverheirateten und Monokel tragenden Rittmeisters-Tochter erklären ließen, was vermeintlich gutes Benehmen sei (Erica Pappritz: „Das Buch der Etikette", 1957), und warum eine tadellose Rasur zwingend dazu gehöre.

Dass die Kenntnisse der hauptberuflichen Tochter Pappritz (kein Schulabschluss, keine Ausbildung) sich auf das Arrangieren von Tischordnungen für Gala-Diners zu NSDAP-Reichsparteitagen und den olympischen Spielen 1936 beschränkten, stand ihr nach dem Krieg nicht im Wege, um im Außenministerium der Bundesrepublik stellvertretende Protokollchefin zu werden. In die Zeit passte auch, dass die prominentesten Werbefiguren für die mehrfache (!) tägliche Elektrorasur ihr Publikum ebenfalls schon zur Nazi-Zeit unterhalten hatten. Philips bewarb seine Geräte unter anderem mit den UFA-Schauspielern Theo Lingen und Paul Hörbiger sowie dem Ex-Boxer Max Schmeling. Die zwanghafte Haltung, unabhängig des brauen Drecks am eigenen Stecken vor allem sauber aussehen zu wollen, ging soweit, dass sich selbst der Sprecher der deutschen Oster-Marschierer gegen die Atomrüstung 1965 gegenüber dem „Spiegel" als Ausweis der bürgerlichen Vorzeigbarkeit seiner Bewegung der Versicherung befleißigte: „Auf saubere Kleidung und Rasur legen wir besonderen Wert."

Das letzte Hurra

Während des amerikanischen Zeitalters, das spätestens mit der Wahl Donald Trumps zu Ende gegangen ist, fand die Vermittlung kultureller Codes in der westlichen Welt vor allem über Unterhaltung und Werbung statt. 1989 führte Gillette den Slogan „The Best a Man Can Get" ein, der dann in Deutschland in der leicht sinnentstellenden Übersetzung „Für das Beste im Mann" verwendet wurde. Der erste TV-Spot dazu, der 1:1 aus den USA übernommen und lediglich mit deutscher Song-Übersetzung und deutschem Voice over neu vertont wurde, ging so:

„Du siehst gut aus"

(Männer in weißen Smoking-Hemden mit Fliegen und Doppelmanschetten, Hosenträgern, weißen Nelken im Knopfloch, Sektgläser in der Hand; Schnitt.)

„Man sieht's Dir an,"

(Mann vor dem Spiegel, eine ondulierte Blondine hinter ihm. Sie greift über die Schulter und wurstelt am Krawattenknoten herum; Schnitt)

„Du hast es weit gebracht."

(Mann in weißem Hemd mit aufgekrempelten Ärmeln hält einen Telefonhörer. Bekommt von Hand, die aus einem Anzugärmel ragt, anerkennend die Schulter geklopft; Schnitt. Dann der Mann laufend und schwitzend im Tank-Top mit einer Starternummer beim Sport; Schnitt. Dann eine Hand, die einen Systemrasierer auf ein Reklameschild mit der Aufschrift Gillette ContourPlus legt; Schnitt).

„Und wir geben Dir,"

(Mann steht mit kleinem Sohn im Bad, sie spielen mit Rasierschaum; Schnitt)

„was Dich erfolgreich macht."

(Mann im Smoking steigt mit Braut ins Auto, älterer Mann kommt dazu, legt ihm die Hand auf die Schulter und nimmt ihn dann fest in den Arm; Schnitt. Mann reckt einen Pokal in die Höhe und küsst ihn; Schnitt)

„Vom Vater zum Sohn,"

(Mann ihn der Hocke, der kleine Sohn stemmt Hanteln in die Höhe; Schnitt. Mann und Sohn in Vintage-Klamotten vor der Spiegel; Schnitt)

„so war es immer schon."

(Älterer Mann lehnt an einem Oldtimer-Cabrio und lässt den Autoschlüssel in die Hand eines jüngeren Manns fallen, der jubelt; Schnitt. Mann mit Handtuch über der Schulter drückt sich ein nacktes Baby ans Gesicht; Schnitt.)
„Gillette!"
(ein nasser Systemrasierer-Kopf klatscht bildfüllend auf eine nasse Oberfläche, Wasserspritzer; Schnitt.)
„Für das Beste im Mann"
(Ein Surfer durchfährt eine über ihm kurz vor dem Bruch stehende Welle; Schnitt. Eine Frau mit wehenden offenen Haaren läuft mit strahlendem Zahnpasta-Lächeln in Zeitlupe ins Bild; Gegenschnitt. Der Mann fängt Sie in seinen Armen auf und umarmt sie; Schnitt. Schwenk über den Reklame- Schrittzug; Schnitt)
„In vielen Gesichtern"
(Mehrere Männer in Smoking-Hemden tanzen untergehakt vor einem Brunnen; Schnitt. Ein Gesicht in Nahaufnahme-Profil; Schnitt. Ein Mann im Unterhemd mit einem Diskus in der Hand; Schnitt)
„kannst Du es sehen."
(Wieder das Nahaufnahme-Profil; Schnitt. Der Rasierer wird in eine Plastikhalterung gelegt, Wasser spritzt; Schnitt. Männer in Sportkleidung laufen über eine gewässerte Bahn, das Wasser spritzt; Schnitt. Das Profilgesicht, eingeschäumt, macht einen schnellen Rasierzug vom knapp über dem Adamsapfel bis zum Kinn; Schnitt. Im gleich Licht wird ein Profil- Mann, der mit einer Art Taktstöckchen auf irgendetwas klopft, von einer Frau geküsst; Schnitt. Ein Gesicht der im Wasser laufenden Männer in Nahaufnahme; Schnitt. Ein Männergesicht im Profil wird von einer Frau gestreichelt; Schnitt.)
„Wir geben Dir alles,"

(Ein Mann auf einer Vespa rollt rückwärts, fasst sich ans Herz und macht eine vorbeigehende Frau im kurzen Rock an; Schnitt.)

„was Du brauchst,"

(Der Rasierer wird erneut wasserplatschend auf den Reklame-Schriftzug gelegt; Schnitt. Ein halbes eingeschäumtes Männergesicht in Frontalaufnahme, auf dem ein langer Rasierzug auf der Wange ausgeführt wird; Schnitt.)

„um Deinen Mann zu stehen."

(Männer jubeln im Boxring, einer hebt einen anderen hoch; Schnitt. Männer auf Rennrädern rasen vorbei; Schnitt. Männer in Astronautenanzügen mit Helmen unter dem Arm gehen über eine Brücke; Schnitt. Ein Straßenschild mit der Aufschrift Wall Street; Schnitt. Ein Mann an einem Büroarbeitsplatz; Schnitt. Zwei Männer mit Papieren hasten durchs Bild; Schnitt.)

„Du bist ganz vorn,"

(Nahaufnahme des Einsetzen der Systemklinge auf den Rasierer-Kopf; Schnitt. Ein gelige Substanz bildet ein Häufchen auf mehreren Fingern; Schnitt. Hosenträger-Männer in weißen Hemden mit Krawatten; Schnitt. Zwei Händen schaufeln Wasser in ein Gesicht; Schnitt. Wieder Hosenträger- Krawatten-Männer in einer Büro-Umgebung mit Computern, die wohl Börse darstellen soll; Schnitt. Hürdenspringer bei einer Sportveranstaltung mit dem einzigen nicht-weißen Mann des ganzen Spots; Schnitt.)

„Du bist der Champion."

(Ein Mann im Sporthemd mit anstrengungsverzerrtem Gesicht dreht sich ins Bild und wirft einen Diskus; Schnitt.)

„Gillette!"

(Unterwasseraufnahme des Rasierers, der durch das Wasser gezogen wird; Schnitt.)

„Für das Beste im Mann"

(Männer in Sportkleidung umarmen sich jubelnd auf einer Rasenflächen mit Spielfeld-Markierungen; Schnitt.)
Voice-over: „Das System Gillette Contour Plus mit Lubrastrip für das Beste im Mann."
(Der Rasierer wird wieder auf das Werbeschild im Wasser gelegt; Schnitt. Die Systemklinge wird unter fließendem Wasser abgespült; Schnitt. Ein Hochzeitspaar läuft jubelnd und springend auf die Kamera zu, während es mit Reis beworfen wird; Schnitt.)
Geräusch: Zischen
(Unter den Namensschriftzug „Gillette" wird der Slogan „Für das Beste im Mann" mit einem blauen Lichtstrahl gelasert.)

Erstaunlich: Niemand lachte über dieses letzte Hurra der alten amerikanischen weißen Männer, obwohl der Spot mit seinem absurden Macht-Moneten-Muskel-Stuss auch schon 1989 komplett gestrig war. Es lachte auch niemand über den „Lubrastrip", einen ein Plastiksteifen aus Polyethylenoxid und -glykol sowie Polystyrol- und Polyesterharzen, und dass das das Beste sein sollte, was ein Mann kriegen konnte. Es lachte nicht einmal jemand darüber, dass der deutsche Gaga-Text des Werbesongs von Stephan Slowik gesungen wurde, einem früheren Berliner Kinder-Darsteller aus der ZDF-Serie „Tommy Tulpe" (1970, 13 Folgen).

Die Träger des Babypopos infantilisieren sich

Nach Verdrängung und Selbstüberhöhung fand schließlich Wilkinson 2009 mit seiner Kampagne „Fight for kisses" eine neue Aufladung für die Baby- Popo-glatte Rasur - nämlich die endgültige Infantilisierung des Mannes. In der Kampagne geht es darum, dass der dank „Wilkinson" babypopoglatt rasierte Mann mit einem Baby in Konkurrenz darum tritt, wen die Mutti den nun lieber küsst - und der

Held der Kampagne ist natürlich das Baby, dass zurückschlägt. Der von Wilkinson inszeniert umgekehrte Ödipus-Komplex, in dem nun der Vater (Laios) die Konkurrenz des Kleinkinds um das Objekt der Begierde (Iokaste) fürchtet, war ungeheuer erfolgreich, wie ein Marketing- Buch (Allan J. Himmel: Connecting with Consumers, Oxford University Press, 2010) auflistet: 11 Millionen Website-Besucher aus 220 Ländern, 400.000 Downloads des Werbe-Videospiels, ein Marktanteil-Plus von 5,4 Prozent. Aus Wilkinsons Sicht war die Botschaft „Mein Freund, Du bist total im Eimer, aber hier hast Du einen Rasierer, damit Du wenigstens mit einem Kleinkind um Küsse konkurrieren kannst" ein voller Erfolg. Welchen gravierenden Dachschaden ein Mann hat, der seine Sexualpartnerin um Küsse von mütterlicher Zuneigung anbettelt, will ich hier nicht vertiefen - mir tut in diesem Fall auch bloß die Frau leid. Sie hat zwei Kinder. Eins ist leider plemplem und hat Haare im Gesicht.

Die Medialisierung des Körpers

Neben dem neurotischen Babypopoglatt-Rasieren, das sich Schuld und Verstrickung aus dem Gesicht schaben will, der gespaltenen Selbstüberhöhungs-Rasur, die Angst und Größenwahnsinn mit einem Lubrastrip zu bändigen versucht, und der regressiven Selbstverkindlichung, die die Unterscheidungsfähigkeit zwischen sexuellem Austausch und mütterlicher Zuneigung verloren gibt, spielt das Ideal der babypopoglatten Rasur aber auch auf der Folie eines langfristigeren gesamtgesellschaftlichen Trends. Der Kunstwissenschaftler Jörg Scheller, der an der Hochschule für Gestaltung Karlsruhe und an der Uni Siegen lehrt, formulierte es 2011 im Deutschlandradio Kultur so:

„Weil seit den neunziger Jahren die Körperrasur zum Trend geworden ist, könnte man sagen, es handelt sich um entzeitlichte Körper: der Körper

will sich nicht mehr weiterentwickeln, er will nicht altern, kein anderer werden, er will sich entzeitlichen wie eine klassizistische Statue. Da stört das Körperhaar, es ist Indikator für Geschichtlichkeit. Dieser Körper, der Behaarung entwickelt, altert, d.h. man hat Körper, die zeitlos und irgendwo steril sind, die anmuten wie ein moderner Konsumgegenstand: sie altern nicht, sie patinieren nicht, sie verschmutzen nur oder gehen
kaputt."

Dem entspricht der ungebrochene Trend zur Selbstmedialisierung, zur Nutzung des Körpers als Medium des Ich-Ausdrucks (oder was man dafür hält) durch seine Modifizierung in Form von Tätowierung, Piercing oder plastischer Chirurgie. Dabei ist die Grenze zwischen sozial akzeptierter Veränderung und dem pathologischem Befund der Autoaggression durch Verletzungen wie Ritzen und Branding zwischen den verschiedenen sozialen Schichten fließend. Die Rasur ist da noch die harmloseste aller Medialisierungs-Varianten, weil ihr Ergebnis reversibel ist. Haar wächst nach. Wie er sich rasiere, so lebe der Mensch auch, und die Ganzkörperrasur sei eine Antwort auf „die digitale Unwirtlichkeit und die fremde Intimität des urbanen Zusammenlebens", heißt in dem zitierten Beitrag von Deutschlandradio Kultur: „Der Körper ist hier nicht mehr viel wert. Doch wer ihn rasiert, der versichert sich wenigstens, dass er noch einen hat."

Nach wie vor seien die Barbaren die anderen, nach wie vor erschienen religiöse Haarkulte dem Mitteleuropäer verdächtig. Doch gleichzeitig habe der Mitteleuropäer einen radikalen Wandel vollzogen, auch ihm erscheine die behaarte Region des Körpers eher obszön: „Doch statt sie, wie es die anderen, die Barbaren eben, tun, diese Regionen zu verhüllen, setzt er sich einem Trend zur totalen und zugleich öffentlichen Nacktheit aus", so die Autoren des Radiobeitrags. Und noch einmal Jörg Scheller:

> *„Was alle Körperrasuren oder alle Techniken der Körperrasur verbindet, ist ein Wille zur Kunst. Denn es geht nicht mehr um die Funktionalität des Körpers, dass der Körper durch Rasur funktionaler wird – die Wärmedämmung etwa wird dadurch behindert. Sondern es ist ein entfunktionalisierter Körper, und eines der maßgeblichen Charakteristika für Kunst ist die Entfunktionalisierung. Man leistet sich einen Körper, der keine wirkliche Funktion mehr hat, es sei denn als symbolische, als kultürliche Funktion – eine handfeste Funktion hat er nicht mehr."*

Egal, was wir uns einreden, unser Verhältnis zur Rasur ist wie alles im Leben zeitbedingten und örtlichen Bedingungen unterworfen. Wir leben in der Gesellschaft, in der wir nun einmal leben, unter den historischen Bedingungen, die nun einmal da sind. Und das bedeutet für uns hier und heute, in der Bundesrepublik Deutschland im ersten Viertel des 21. Jahrhunderts: Wir haben mehr Glück als alle Generationen vor uns. Niemand zwingt uns, uns einen Gasmasken-Bart zu rasieren. Niemand zwingt uns, uns aus religiösen Gründen nicht zu rasieren. Wir können in den meisten sozialen und beruflichen Zusammenhängen als Hipster mit einem Gebüsch im Gesicht herumrennen, uns einen Dreitagebart stehen lassen oder uns babypopoglatt rasieren.

Auch wenn wir den äußeren und formalen Umständen nach sehr frei sind, sollten wir uns nicht täuschen. Im Zweifel gilt der Satz, den Lessing in „Nathan der Weise" im vierten Aufzug den Tempelherrn zu Saladin sagen lässt: „Der Aberglaub', in dem wir aufgewachsen,/ Verliert, auch wenn wir ihn erkennen, darum/ Doch seine Macht nicht über uns. – Es sind/ Nicht alle frei, die ihrer Ketten spotten." Und da lauert in der westlich geprägten Welt aus dem Hintergrund immer das Ideal der „BBS"-Rasur.

Sie können das unter anderem daran sehen, dass es eine Form des Unrasiertseins gibt, die weder im Wirtschaftsleben noch in irgendeinem anderen Zusammenhang außer an den beiden ersten Urlaubstagen auf Akzeptanz stößt. Wirklich sozial geächtet, und zwar in seiner härtesten Form (nämlich unausgesprochen, was daher meist in der Sanktion drastischer ausfällt als ein ausgesprochenes Tabu), ist der Schatten der Unrasiertheit des frühen Abends, den die Amerikaner „5 o'clock shadow" nennen, und zwar dann, wenn er bereits morgens getragen wird. Er sieht nach Überarbeitung und erfolgloser Anstrengung aus, und er weist seinen Träger als jemanden aus, der sich eigentlich rasiert, aber es heute mal wieder nicht geschafft hat. Der „5 o'clock shadow" am Morgen ist die Jogginghose im Gesicht. Dieser Schatten ist der eines Verdachts, nämlich des Haar gewordenen Kontrollverlusts, der eben keine willentliche Inszenierung ist - und somit hochgradig sozial unerwünscht.

Die Alternativen zum Babypopo

Wenn Sie einen Einstieg in die klassische Nassrasur suchen, sollten Sie sich nicht selbst unter Druck setzen und erst recht nicht unter Druck setzen lassen. Gillette und Wilkinson bestimmen nicht, was gutes Rasieren und was eine gute Rasur ist. Trennen Sie sich nicht nur von stillosen Gerätschaften und Dosenschaum, sondern auch von falschen Vorstellungen und Zielen. Bei meinen ersten bewussten klassischen Nassrasuren mit dem ersten dafür erstandenen Hobel habe ich gar nicht in Erwägung gezogen, dass es ein anderes Rasurideal als die Babypopoglätte geben könnte. Im Gegenteil entwickelte ich den Ehrgeiz, es mit einer klassischen Doppelklinge glatter und tiefer hinzubekommen, als man es mit einem Systemrasierer überhaupt erreichen kann. Inzwischen geht es mir bedeutend besser.

Wirklich Gefallen an der klassischen Nassrasur fand ich eigentlich erst, als ich mich mehr für den Vorgang und das Ritual der Rasur als für ihr Ergebnis zu interessieren begonnen habe. Und das Ergebnis kann schlicht nicht jeden Tag die „BBS"-Rasur sein. Das ist ja in Wahrheit auch gar nicht nötig. Wenn Sie amerikanische Internet-Seiten zur klassischen Nassrasur mit dem Rasierhobel und Doppelklingen googeln, werden Sie mindestens drei Alternativen finden:

DFS = Damn Fine Shave.

Das ist nah an babypopoglatt, aber eben nicht ganz. Der Unterschied ist für Dritte nicht sichtbar. Sie wissen es halt, und sie spüren es, wenn Sie (wie ich, und das auch noch viel zu oft) mit den Fingern im eigenen Gesicht herumspielen.

CCS = Close, comfortable shave.

Mit einem Vergrößerungsspiegel sieht man den Unterschied zum DFS, vor allem am Hals. Na und? Lassen Sie den Vergrößerungsspiegel einfach weg. Sie müssen sich nicht jeden Tag gegen den Strich rasieren, wenn Sie keine Lust dazu haben.

SAS = Socially Acceptable Shave.

Das ist eine Rasur, die Sie überhaupt nur ausgeführt haben, um nicht mit einem „5 o'clock shadow" im Gesicht herumzulaufen. Keine Sorge, auch dafür tritt die Geschmackspoli-

zei nicht Ihre Badezimmertür und schleppt Sie in ein Um-
erziehungslager für schlampige Rasierer, wo Sie zur Strafe
Systemrasierer vom Discounter benutzen müssen. Es gibt
Tage, da muss sozial akzeptabel einfach reichen. Zumindest
bis zum nächsten Morgen.

Ob Sie den Schwerpunkt auf das Rasieren selbst oder das
Rasurergebnis legen, das ist ein bisschen so wie mit dem
Kaffee (falls Sie Kaffee trinken). Es gibt Leute, denen völlig
gleichgültig ist, woraus sie ihn trinken; Hauptsache, Kaffee.
Mir ist es nicht egal. Natürlich trinke ich unterwegs in der
Stadt und im Auto auch Kaffee aus dem Pappbecher (ich
besitze sogar eine Espresso- Maschine fürs Auto). Aber ei-
gentlich lege ich großen Wert auf eine Tasse.

Damit meine ich eine Tasse und keinen Becher. Ich ver-
meide es nach Möglichkeit, aus Eimern zu trinken. Die
Tasse hätte ich gern mit einer Untertasse, und zwar nicht
mit irgendeiner, sondern der passenden. Die Untertasse ist
keine Ablage für Lametta (nicht für Tüten-Kekse, nicht für
Zucker, nicht für Milchdöschen oder Löffel, einfach für gar
nichts). Klar, Kaffee ist Kaffee, keine Frage. Und natürlich
kann man sich auch mit einem Systemrasierer und Dosenschaum rasieren, wenn nur das Ergebnis zählt. Millionen
Männer tun das jeden Tag. Ich bin froh, dass ich es nicht
muss.

Die Renaissance der klassischen Nassrasur...

...wird von ihren Anhängern und den verbliebenen Herstellern einschlägiger Gerätschaften immer wieder gern be-
schworen. Sie wäre unter kulturellen Aspekten für die alten
Industrienationen und weltweit unter ökologischen Ge-
sichtspunkten ein echter Fortschritt. Und würden Sie sich

nicht dafür interessieren, würden Sie dieses Buch gar nicht lesen.

Zumindesten für Deutschland muss jedoch man festhalten: Was wie eine Renaissance aussieht, ist wahrscheinlich etwas anderes. Als Naomie Harris („Miss Moneypenny") 2012 im James-Bond-Film „Skyfall" mit einem offenen Rasiermesser das Kinn und die Wangen von 007-Darsteller Daniel Craig abschabte, hatten sie an der Böcklinstraße in Solingen anschließend ein Luxus- Problem. Die „Dovo" Stahlwaren Bracht GmbH & Co. KG war zwar auch damals schon der Rasiermesser-Marktführer (und mit dem 1996 zugekauften Unternehmen „Merkur" auch Europas Hobel-König). Aber die plötzlich ausbrechende Rasiermesser-Nachfrage konnte das Traditionsunternehmen mangels qualifizierter Mitarbeiter nicht befriedigen. Denn wie Geschäftsführer Ulrich Wiethoff der FAZ erklärte: „Man wird auch Marktführer, wenn alle anderen Anbieter die Produktion einstellen."

Laut eigener Angaben machte Dovo 2013 im Jahr nach der 007-Rasur rund 1,2 Millionen Euro Umsatz mit 100.000 Rasiermessern - das im Vergleich mit den Umsätzen von Gillette und Wilkinson bei Systemrasierklingen gar nichts. Auch der Jubel von „Mühle"-Chef Andreas Müller 2016 in einem Interview („Die Nassrasur ist auf dem Vormarsch") kann nicht darüber hinwegtäuschen, dass edle Hobel, Messer und Pinsel für die wenigen verbliebenen deutschen Familienunternehmen derzeit zwar ein sehr gutes Geschäft sind, diese Firmen aber weder die Produktionskapazitäten noch die finanziellen Mittel hätten, um im Rasur-Markt eine Rolle vor dem Komma zu spielen, falls es im Lager der Nassrasierer wirklich jemals einen Trend zur „Klassik" geben sollte. Es gibt in Deutschland noch exakt zwei Fabriken, die klassische Rasierklingen in wirklich industriell zu nennendem Umfang herstellen.

Die Zahl der verbliebenen Klingenhersteller (und zwar: einschließlich der Systemrasur) ist so klein, dass auch das Statistische Bundesamt die Zahlen unter Verschluss hält, weil sonst Rückschlüsse auf die einzelnen Unternehmen möglich wären. Auch sollte man bei aller Euphorie für die eigenen Vorlieben zur Kenntnis nehmen, dass laut des Industrieverbandes Körperpflege- und Waschmittel e. V. (IKW) 2018 der deutsche Inlandsabsatz im Bereich Schönheitspflege um 1,8 Prozent auf 18,6 Milliarden Euro zulegte. Aber die Produktgruppen „Rasierpflege, Pre- und Aftershaves" tragen dazu lediglich 201 Millionen Euro bei (Damen-Produkte eingerechnet). Und: Seit 2013 weist dieser Bereich ein durchschnittliches Minus von 4,7 Prozent aus. Pro Jahr. Das alles spricht nicht dafür, dass eines nahen Morgens 15 Millionen deutsche Männer überzeugt zum Hobel, einem ordentlichen Pinsel, teurer Seife und noch teurerer Hautpflege greifen werden.

Die Gesellschaft für Konsumforschung (GfK) kam 2017 zu der Einschätzung, dass speziell Segmente mit Gesundheitsbezug (darunter auch „Rasieren & Epilieren"), deren elektrische Geräte über „Connectivity" verfügen, in naher Zukunft schnell wachsen werden. Soll heißen: Ein Hobel mit Rasier-App - das wär's unter Marktgesichtspunkten. Beides werden Merkur und Mühle eher nicht entwickeln; Gillette und Wilkinson aber vielleicht schon. Zumal es ja kein Hexenwerk wäre (wie die Zahnputz-Apps von Oral-B und jeder Fitness-Tracker belegen).

Die Digitalisierung der Rasur steht aber selbst bei den Elektrorasierern noch aus. Das derzeitige Spitzenmodell (und laut Stiftung Warentest auch wirklich der beste E-Rasierer auf dem Markt) von Braun wird mit einer unverbindlichen Preisempfehlung von fast 500 Euro bei einer angeblichen Betriebsdauer von lediglich sieben Jahren vermarktet - und seine Elektronik kann nichts weiter als den Ladezustand des Akkus anzeigen. Das grenzt im Jahr 2019 schon an Innovationsversagen, und es wundert wenig, dass der Bundesverband Technik des Einzelhandels „einen leichten Umsatzrückgang bei klassischen Elektro-Rasierern" für die vergangenen Jahre einräumt.

Es ist aber auch keineswegs ausgemacht, dass die traditionelle europäisch- amerikanische Nassrasur-Praxis in einer künftig polyzentrischen Welt weiter die bestimmende Depilations-Kultur bleiben wird. Das ist ja nicht einmal in ihren Ursprungsländern ausgemacht. 1990 fand eine Uni-Studie in den USA (J. Ann Reed/ Elizabeth M. Blunk: The influence of facial hair on impression formation) heraus, dass Personalentscheider in Unternehmen „Männer mit Gesichtsbehaarung" durchweg positiver „hinsichtlich sozialer / körperlicher Attraktivität, Persönlichkeit, Kompetenz und Gelassenheit" beurteilten. Zur Erinnerung: Das war ein Jahrzehnt vor dem 11. September, nach dem wiederum für das nächste Jahrzehnt jeder Vollbart-Träger unter Terror-Verdacht stand, bis die Hipster den Bart und die Barber-Shop-Mode zurückbrachten.

Und was genau ist eigentlich die kulturelle Matrix des Umgangs mit Gesichtsbehaarung in der westlichen Welt? Um 3000 v. Chr. kamen in Ägypten Rasierklingen aus Kupfer auf. Die Herrscher Mesopotamiens dagegen trugen zur gleichen Zeit Bärte als Symbole von Macht und Männlichkeit. Alexander der Große (um 400 v.Chr.) war der erste, der aus militärischen Gründen seine Soldaten zur Rasur aufforderte (damit man ihnen im Kampf nicht am Bart ziehen konnte). Julius Cäsar (um 50 v. Chr.) rupfte sich die Haare aus dem Gesicht, 150 Jahre später machte Hadrian den griechischen Philosophen- zum römischen Herrscher-Bart. Im Mittelalter ging es hin und her, zur Zeit der Reformation (um 1500) ließen die Protestanten die Bärte wachsen und grenzten sich damit gegen den rasierten katholischen Klerus ab.

Orthodoxe Juden (und nicht nur sie) befolgen bis heute Leviticus 19,27 („Ihr sollt euer Kopfhaar nicht rundum abschneiden. Du sollst deinen Bart nicht stutzen."), Amish rasieren sich bis zur Hochzeit und dann nie mehr. In Indien hat sowohl der Schnäuzer als auch die Kahlrasur des Kopfes bei kleinen Kindern eine kulturelle und religiöse Wurzel, im Koran gibt es (schiitischer und wahhabitischer Auslegung zum Trotz) keine eindeutig zwingenden Vorschriften. Die ersten 15 US-Präsidenten waren glatt rasiert, von Abraham Lincoln bis 1913 trugen die nächsten Bärte, seitdem sind sie wieder rasiert. Deutschland hatte seit 1945 noch nie einen unrasierten Bundeskanzler oder Bundespräsidenten.

Wer weiß schon, wohin sich die Geschichte dreht? Vielleicht kehrt im Sinne eines „Rite de Passage" sogar die Feier der ersten Nassrasur zurück, mit der junge Römer um 300 v. Chr. den Übergang von der Kindheit zum Erwachsensein zelebrierten (und Bärte fortan nur noch zum Zeichen der Trauer wachsen ließen). Und halten Sie es (unabhängig eigener Vorlieben) wirklich für undenkbar, dass junge Oberschicht-Männer sich irgendwann einer Ganzkörper-Rasur unterziehen und gleichzeitig künstliche Bärte tragen? Auch das hat es um 3000 v. Chr. in Ägypten bereits gegeben.

Die Hobel-Freunde müssen sich mittelfristig wohl keine Sorgen machen, dass ihnen in absehbarer Zeit die Klingen ausgehen könnten. Alles andere als die klassische Double-Edge-Klinge ist für die meisten Menschen auf dem Planeten bei regelmäßiger Rasur schlicht nicht bezahlbar. Selbst günstige Systemrasierer-Kopien, wie Discounter und Drogeriemärkte sie bei uns als Eigenmarken anbieten, sind schlicht zu teuer für viele afrikanische, asiatische und südamerikanische Märkte. Deshalb bietet unter anderem Gillette in einigen dieser Märkte unverändert klassische Klingenrasierer und Klingen statt seiner Systemies an, daneben gibt in China, Russland, Indien und selbst Ägypten auch eine lokale Hobel- und Klingen-Produktion. Klassische Klingenköpfe, die Gillette in Indien für den dortigen Markt herstellt, verbaut auch ein deutscher Händler zu preiswerten Hobeln, die via Internet vertrieben werden.

Im März 2019 verschickte „Dovo"-Testpäckchen einer neuen Rasierklinge an Mitglieder einschlägiger Rasier-Foren, die offenbar nicht identisch mit den bisherigen „Merkur"-Klingen aus dem gleichen Haus sind. Gleichzeitig berichtete dpa, dass Wilkinson Sword neben dem Hype um den Bart einen weiteren Trend ausgemacht haben wolle, der nach den Barber-Shops auch den Handel erreiche: Eine Renaissance der traditionellen Gesichtsrasur. „Produkte wie der klassische Rasierhobel und Utensilien wie Pinsel und Rasierseife gewinnen zunehmend an Relevanz für die Zielgruppe - und an Präsenz in Drogerien."

Renaissance hin oder her, es lohnt sich allemal, das kleine Kunststück der klassischen Nassrasur zu erlernen. Damit können Sie jetzt beginnen.

Bisher haben Sie ja nur ein Buch darüber gelesen.